RECHERCHES STATISTIQUES

SUR L'ÉTIOLOGIE

DE LA

SYPHILIS TERTIAIRE

PAR

Le Dr Louis JULLIEN

Chef de Clinique chirurgicale,
Ancien interne des hôpitaux de Lyon,
Membre adjoint de la Société des Sciences médicales,
Membre correspondant de l'Académie de Palerme,
etc.

PARIS
GEORGES MASSON, LIBRAIRE-ÉDITEUR
RUE DE L'ÉCOLE-DE-MÉDECINE

1874

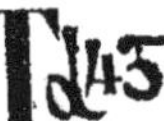

RECHERCHES STATISTIQUES

SUR LA

SYPHILIS TERTIAIRE

DU MÊME AUTEUR :

Contribution à l'étude du péritoine, ses nerfs et leurs terminaisons, par Louis Jullien, avec une planche gravée par Lakerbauer. — Paris, Adrien Delahaye, 1872.

De l'amputation du pénis, ouvrage de 110 pages, par Louis Jullien. — Paris, Adrien Delahaye, 1873.

Recherches sur la terminaison des nerfs dans les muqueuses des sinus frontaux et maxillaires, par le professeur Inzani, de Parme. — Traduction de l'italien par Louis Jullien. — Paris, Adrien Delahaye, 1872.

Leçons de clinique médicale faites à l'hôpital San Spirito par le professeur Guido Baccelli, de Rome. — Traduites de l'italien par Louis Jullien (1er fascicule : la perniciosité; 2e fascicule : de l'empyème vrai, de la fièvre subcontinue). Paris, Adrien Delahaye, 1872.

Note sur un cas d'onichogryphôse, 1869.

Note sur un cas de maladie bleue *(Lyon Médical 1871)*.

Note sur 2 cas d'exostose et d'hyperostose crânienne *(Lyon Médical, 1871)*.

Observation de thrombôse cérébrale dans un cas de gangrène de la bouche *(Lyon Médical, 1871)*.

Note sur 3 cas de luxation isolée du radius *(Lyon Médical, 1873)*.

Note sur un nouveau procédé de coloration des éléments histologiques *(Lyon Médical 1872)*.

Note sur un cas de bubon virulent de l'aisselle *(Annales de dermatologie et de syphiligraphie, 1874)*.

RECHERCHES STATISTIQUES

SUR L'ÉTIOLOGIE

DE LA

SYPHILIS TERTIAIRE

PAR

Le Dr Louis JULLIEN

Chef de Clinique chirurgicale,
Ancien interne des hôpitaux de Lyon,
Membre adjoint de la Société des Sciences médicales,
Membre correspondant de l'Académie de Palerme,
etc.

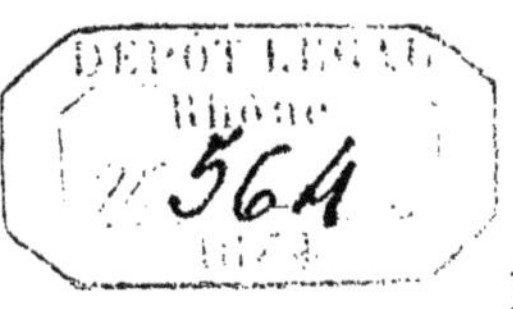

PARIS
VICTOR MASSON, LIBRAIRE-ÉDITEUR
RUE DE L'ÉCOLE-DE-MÉDECINE

1874

Lyon. — Imprimerie X. Jevain, rue Sala, 42 et 44.

INTRODUCTION

Parmi les questions proposées au Congrès médical de Lyon en 1872, figurait celle du traitement de la syphilis. Nombre de spécialistes éminents y répondirent ; l'auteur eut la bonne fortune de suivre leurs délibérations, et fut frappé de leurs dissidences. Telle est l'origine de ce travail.

« Le mercure doit-il être administré dès le début de « l'accident primitif ? ou fait-on mieux, au contraire, de « n'en commencer l'emploi que lorsque les accidents géné- « raux apparaissent ? » Sur cette donnée du programme, que d'opinions diverses se firent jour ! La lutte fut aussi brillante que... peu décisive. S'il fut difficile de s'entendre sur le rôle immédiat du mercure, on ne tenta même pas de se mettre d'accord sur ses effets tardifs, et, de fait, le champ de la discussion se trouva restreint à l'étude des accidents secondaires. C'était beaucoup, mais tout un côté de la question restait dans l'ombre ; ce qu'il importait de rechercher, en effet, c'était bien plus l'influence exercée sur le cycle entier de la vérole, que sur telle jetée passagère, insignifiante en elle-même, c'étaient surtout les modifications imprimées à sa phase ultime, conclusion funeste et péroraison toujours redoutable de la diathèse.

La voie la plus rationnelle eût été la suivante : étant donné un certain nombre de véroles de date et de traitement connus, les classer suivant leurs familles naturelles et les comparer, après un intervalle de temps variable, dix ans, vingt ans, trente ans. C'est ce qu'a fait, quoique incomplétement, dans un livre admirable par l'amoncellement des observations, un syphiligraphe d'un haut mérite, M. Bœck. Pour nous, après quelques recherches rétrospectives, pareille tentative nous parut hérissée de difficultés insurmontables ; inhabile à les franchir, ne pouvions-nous les tourner ? et, puisque fatalement le temps disperse les éléments d'une comparaison logiquement instituée, modifier la méthode jusqu'ici suivie et scruter l'enchaînement des faits dans un ordre inverse ?

Nous résolûmes donc de recueillir tous les faits de syphilis tertiaire qui s'offriraient à nous, puis de demander à leur étude les enseignements que nous cherchons. Ce fut d'abord dans les salles de nos éminents maîtres en doctrine et en clinique, MM. Gailleton et Dron, chirurgiens de l'Antiquaille, que furent dirigées nos investigations ; puis dans les divers services, soit médicaux, soit chirurgicaux de l'Hôtel-Dieu de Lyon, enfin dans les hôpitaux de Paris (Lourcine, Saint-Louis et le Midi). Au mois de septembre dernier, M. Diday qui, dès le début de notre travail, nous a toujours soutenu de ses conseils et de ses encouragements, nous engagea à faire appel à l'obligeance des syphiligraphes qui approuveraient notre entreprise. Beaucoup de ceux qui liront ce travail savent le reste. Vers la fin de l'année dernière, ils reçurent notre requête, sur laquelle M. Diday voulut lui-même en quelques lignes appeler leur attention. Elle était accompagnée de feuilles spéciales, formant tableau, où nous les priions d'insérer les observations dont ils voudraient bien nous faire part. Ce que nous demandions avant tout, c'était de désigner, *avec une scrupuleuse exactitude,* la date, la nature, la durée et les doses du traitement. Le plus grand nombre nous répondirent avec un courtois empressement par un tribut immédiat, quelques-uns par de flatteuses promesses, dont nous n'avons pas eu le bonheur de voir la réalisation ; un seul nous fit savoir, non sans indignation, que le traitement auquel il soumettait ses malades ne leur permettait pas de devenir tertiaires ! Heureux confrère ! heureux malades ! !

Ces observations, qui nous étaient transmises il y a quelques mois, nous les avons prises pour fondement de notre travail ; nous n'avons fait, nous ne craignons pas de le dire, qu'enregistrer ce qu'elles nous ont révélé. Plus de 300 nous furent adressées, soit de France, soit d'Italie, soit d'Angleterre ; un moins grand nombre cependant figurent dans nos tableaux. Beaucoup, en effet, manquant de détails essentiels, en ont dû être élaguées par un sévère, mais consciencieux triage, indistinctement exercé du reste sur chacune de nos séries.

« En médecine, nous disait un de nos plus illustres collaborateurs, il y a deux moyens d'arriver à une vérité.

Le premier, c'est la statistique brutale, l'expérimentation basée sur des faits nombreux et bien observés; l'autre est ce travail incessant qui se passe dans l'esprit du médecin, sorte de statistique mentale qui fait qu'après vingt ou vingt-cinq ans de pratique il est invinciblement attaché à telle ou telle manière de faire, sans cependant être à même d'en fournir les preuves péremptoires. C'est à ce dernier, ajoutait-il, que je dois d'être mercurialiste. »

A peine au sortir de l'internat, on comprendra qu'il n'était pas loisible à l'auteur de faire un choix entre les deux moyens. C'est donc une statistique que nous présentons, une statistique éminemment impersonnelle, excluant par là même toute conviction faite, toute idée préconçue à défendre.

Libre de tout système, l'auteur cherchait une conviction ; c'est sur l'expérience de tous qu'il a voulu la baser.

« O vérole, quand te connaîtra-t-on ! » s'écriait un jour le fondateur de l'école du Midi. Certes, et malgré les fructueux travaux que ce maître a produits et inspirés, nous sommes loin encore de cette époque désirée, et nous n'avons point la prétention d'avoir contribué à son avénement ; mais si modeste que soit notre contribution et pauvres ses conséquences, enhardi par le suffrage de notre excellent maître, M. Diday, nous espérons qu'on voudra bien les accueillir avec bienveillance, sinon en faveur des résultats atteints, du moins en considération du but poursuivi ; car, comme le disait Baglivi, avec plus de justesse peut-être, puisqu'il est question d'une diathèse, qui s'épanouit avec prédilection sur le tégument, il s'agit de la vie des hommes : *Nam agitur de pelle humanâ !*

Qu'il nous soit permis de remercier ici parmi nos confrères français, MM. Bassereau, Clerc, Dumas (de Montpellier), Alfred Fournier, qui a bien voulu mettre à notre disposition et son service et ses précieuses archives; Homo (de Château-Gontier); Lailler, médecin de l'hôpital Saint-Louis; Lancereaux, Langlebert, Mauriac; nos amis Humbert Mollière, ex-chef de clinique médicale, Daniel Mollière, chirurgien en chef désigné de l'Hôtel-Dieu, et Cordier, interne des hôpitaux de Lyon; Roquette (de Nantes), et Sirus Pirondi (de Marseille). Nous devons beaucoup encore, et nous sommes heureux de le dire, à MM. Berkeley-Hill, Hutchinson, Holmes, d'Angleterre; Adam Owre, de Christiania; mais surtout à nos excellents confrères d'au-delà des Alpes: Gamba (de Turin); Gemma (de Vérone); Giorgini et Murri (de Rome); Pagello, Parona, (de Novare); Profeta Giuseppe, professeur à l'Université de Palerme; Ricordi Amilcare, de Milan; enfin, MM. Casimir et Felice Sperino, de Turin.

Et tout d'abord, jetant un coup-d'œil général sur leur ensemble, sans établir aucune distinction de sexe, d'âge ni de lésion, nous nous sommes demandé s'il était possible de lire dans l'histoire comparée de ces syphilis la part d'influence qui revient à la médication. Pour répondre à cette question, il était nécessaire d'établir quelques divisions.

Dans une première grande classe, nous comprenons les véroles qui ont atteint la période tertiaire sans avoir subi l'influence d'aucune médication hydrargyrique ou iodurée, véritables véroles naturelles, à joindre, peut-être à opposer à celles que M. Diday a réunies dans son attachante HISTOIRE NATURELLE DE LA SYPHILIS.

Nous avons formé une seconde classe composée de tous ceux de nos malades qui, à différents degrés, ont eu recours à la médication mercurielle. Mais que de divergences individuelles dans la manière dont le traitement a été prescrit et surtout suivi par le malade ! que de nuances relatives, soit à la quantité, soit à sa qualité ou à sa durée ou à l'époque de son administration ! C'est sur la multiplicité de nos observations et *leur scrupuleuse exactitude* que nous avons compté pour pallier toutes ces différences. Aussi nous sommes-nous contenté de scinder notre deuxième classe en deux subdivisions, suivant l'époque à laquelle nos malades se sont adressés au spécifique: dès le début, c'est-à-dire avant l'apparition des accidents secondaires, ou bien plus tardivement, dans le cours de la seconde période, alors que l'infection est devenue générale et que le virus a pris droit de domicile au sein même de l'organisme.

Même division a été établie dans notre dernière et troisième classe, où l'on trouvera semblablement disposées celles de nos observations propres à élucider le rôle de l'iodure de potassium, administré suivant les diverses périodes à l'exclusion du mercure. Restreint, à la vérité, est leur nombre : nous ne croyons pourtant pas devoir les négliger, leur étude, sur ce sujet quelque peu inexploré, pouvant nous faire entrevoir quelque fait digne d'être noté.

Je résume la division dans le tableau suivant :

Première classe : *Véroles laissées sans traitement.*
Deuxième classe : *Véroles hydrargyrisées* ab initio.
Troisième classe : *Véroles hydrargyrisées après le début de la période secondaire*, a secundariis.
Quatrième classe : *Véroles soumises à l'iodure* ab initio.
Cinquième classe : *Véroles iodurées dès la période secondaire*, a secundariis.

Le nombre des cas que nous avons maintenus dans notre statistique après le sévère triage dont il a été parlé s'élève à 237. Examinons quelles réponses ce recueil de faits permet de faire aux diverses questions qui se rattachent à la syphilis tertiaire. Mais tout d'abord, avant de rechercher l'influence de tel ou tel agent médicamenteux, n'est-il pas logique de connaître la syphilis telle qu'elle se présente en dehors de toute thérapeutique ? son cours normal, sa plus ou moins grande sévérité, la nature des affections qu'elle provoque, d'étudier, en un mot, sa marche naturelle. C'est ce que nous avons cru devoir faire dans notre premier chapitre.

RECHERCHES STATISTIQUES

SUR L'ÉTIOLOGIE

DE LA

SYPHILIS TERTIAIRE

CHAPITRE Ier

SYPHILIS NATURELLE

Certes, ce n'est pas la première fois que semblable question est approfondie, et nombre d'excellents travaux lui sont consacrés. Il n'est guère de médecins ayant voyagé dans l'Orient qui n'aient longuement rapporté l'histoire de la vérole dans ces contrées, d'où les spécifiques sont bannis, et, pour ne parler que des plus instructives contributions, bornons-nous à citer celles de MM. Dagat, Blanc, Tirant et Rebatel, fruit d'études récentes dans l'Arabie, l'Abyssinie et la Tunisie.

Nous n'entrerons pas dans l'examen de ces documents; ce qui nous frappe, c'est la contradiction qu'ils présentent entre eux. Faut-il la mettre sur le compte de l'hygiène variant suivant les diverses populations observées? Faut-il rechercher sa cause dans les différences de climat, de latitude? Nous ne le saurions dire et ne chercherons pas à la pénétrer, nous contentant de leur comparer les points que nos investigations personnelles ont particulièrement mis en relief.

Nos malades de cette catégorie sont au nombre de 59, parmi lesquels nous comptons 22 femmes.

Si nous recherchons quelle est l'époque à laquelle leurs accidents tertiaires se sont manifestés, nous la trouvons des plus variables; quelques-uns ont pu rester d'assez nombreuses années guéris : 27 ans, 20 ans, 13 ans, 12 ans, 9 ans; un plus grand nombre n'ont pas passé plus de 2, 3 et 4 ans en état de santé apparente; d'autres, enfin, quelques mois à peine après leur chancre étaient atteints d'ulcérations rebelles, de tumeurs gommeuses, etc.

En moyenne, nous obtenons, en divisant la somme des intervalles écoulés entre le chancre et l'apparition des accidents tertiaires par le nombre de nos malades, 4 ans et 4 mois.

Ainsi, actuellement et parmi les gens du peuple qui, pour la plupart, constituent nos malades, c'est au bout de 4 ans que le tertiairisme se manifeste dans le cours des véroles livrées à elles-mêmes.

Ces accidents tertiaires, quels sont-ils? Trouverons-nous dans cette première catégorie les mêmes affections avec la même fréquence que dans les suivantes? Il peut sembler étrange que je pose cette question. Nous ne sommes plus, en effet, au temps où, déchu d'une faveur trop exagérée pour être justifiée, l'hydrargyre, par un retour peu raisonné lui-même de l'opinion publique, était accusé d'engendrer la plupart des lésions tardives de la vérole. Absous de ces imputations, c'est à peine si de nos jours il compte parmi nous quelques rares adversaires plus attachés à combattre ses excès que son usage modéré. Aussi n'avions-nous pas primitivement compris cette question dans notre cadre. Ce n'est qu'ultérieurement que les recherches nécessaires aux statistiques nous ont révélé le fait que nous voulons signaler ici. Il a donc eu le mérite de s'imposer à nous par son évidence même et ne saurait, je crois, être révoqué en doute. Il s'agit de l'extrême rareté des lésions nerveuses, dans le cours des véroles naturelles. Nous disons *rareté,* peut-être est-ce *absence* qu'il serait juste de dire; mais dans une pareille question on ne saurait apporter trop de réserves.

Gardons-nous des opinions extrêmes et ne cherchons pas à tirer de nos recherches limitées et restreintes une généralisation imprudente. Laissons parler les chiffres.

Sur 59 malades non hydrargyrisés, nous ne rencontrons qu'un seul cas d'affection encéphalique, soit moins de 2 pour 100. Que si par anticipation nous nous reportons au chiffre correspondant de nos autres classes, nous obtenons le tableau suivant :

Syphilis	naturelles	. . . .	1,59
—	mercurialisées	*ab initio.*	12,7
—	—	*à secundariis* . .	15,1

Nous pensons même qu'il est permis d'établir quelques doutes sur la nature de notre unique observation qui, vu l'âge de la malade, pourrait bien ne pas reconnaître sa cause dans la diathèse syphilitique. Quoi qu'il en soit et tout en la maintenant, nous sommes frappé de ce fait que la fréquence des lésions nerveuses dans un nombre donné de tertiaires paraisse si notablement influencée par l'intensité et de la durée du traitement mercuriel. Serait-ce donc à dire que *les syphilitiques restés vierges de mercure ne sont que très-rarement, pour ne pas dire jamais, atteints par les lésions tertiaires de l'encéphale?*

Toutefois, la nature de nos recherches, la lacune qu'elles présentent sous le rapport de la fréquence relative du tertiairisme, enfin la confusion possible des affections syphilitiques des centres nerveux avec des affections communes; ne sont-ce point là autant de circonstances qu'il est aisé de transformer en objections? Nous ne le nions pas, et tenons à présenter nous-mêmes ces objections ou, si l'on préfère, ces interprétations, dont nous sommes loin de méconnaître la valeur.

a. La première qui se présente à l'esprit est la suivante: Si les sujets qui sont porteurs de ces lésions ont tous des antécédents mercuriels, c'est que tous ils ont souffert, à une période antérieure de leur vérole, d'accidents assez graves pour les obliger à recourir aux spécifiques. Il nous était facile de contrôler ce fait; nous nous sommes reporté à une autre partie de ce travail, et nous avons constaté que les accidents secondaires chez quelques-uns de nos malades inscrits comme ayant souffert ultérieurement d'accidents nerveux s'étaient montrés avec une certaine sévérité: 18 fois environ sur 22 cas. J'y vois, en effet, notés avec une fréquence quelque peu insolite, les éruptions confluentes, les plaques muqueuses opiniâtres, les ulcérations rebelles. Serait-ce là une circonstance suffisante pour donner la raison de l'énorme différence que nous avons signalée? Nous ne le croyons pas. Non! une telle disproportion entre l'effet et la cause présumée, dénote, à n'en pas douter, que le raisonnement ferait fausse route. Bien plus, si l'on admettait cette explication, ne serait-ce pas supposer que les accidents de la période secondaire se sont montrés à coup sûr bénins chez ceux de nos malades dont la diathèse a pu évoluer à l'abri des spécifiques? Or, il n'en est rien; je dirai même, rien n'est plus faux, et je n'en veux pour preuve que les chiffres produits à la fin de ce chapitre, où sont relevés plus de 20 cas à période secondaire grave.

b. Mais que penser d'une seconde objection basée sur l'impossibilité de la distinction de ces accidents? Nulle affection, dira-t-on, ne prête davantage à une erreur de diagnose que celles dont il est ici question. Que le sujet reste vierge de mercure, ce qui le plus souvent signifie qu'il ignore lui-même qu'il est syphilitique, la confusion n'en sera que plus aisée! Il se rendra dans un hôpital ordinaire, et que de chances n'a-t-il pas alors d'échapper aux investigations d'une statistique spéciale! Voilà certes des remarques d'une incontestable justesse, et nous y souscririons volontiers si nous n'avions eu à cœur d'étendre nos recherches aux salles des hôpitaux ordinaires, mais, il est vrai, sans nous départir d'une partialité, que l'on comprendra.

De quel côté donc se tourner pour trouver la vérité? Les interprétations qui précèdent atténuent-elles la brutalité de nos chiffres? Nous n'oserions l'affirmer, et nous voilà rejeté sur notre première hypothèse, téméraire, exclusive et, pour le moins, trop absolue, de l'influence nocive du mercure sur les centres nerveux.

Eh bien! que l'on nous permette de ne pas conclure! A de plus autorisés nous laisserons ce soin; nous avons rassemblé et nous leur présentons des documents, avant tout sincères et consciencieux, fournis par nombre de savants aussi distingués que.... divisés par leurs opinions. Et pourtant, de tous ces savants, s'ils avaient été interrogés sur la question que nous discutons, il n'en est peut-être pas un qui n'eût émis une opinion absolument opposée à celle que leurs documents univoques semblent révéler!

En dépit des notions les plus communément acceptées et des croyances les plus solidement assises, subirons-nous le joug des faits? C'est à nos maîtres que nous nous permettons de poser cette question!

Nous venons de voir quel est le genre de lésions que l'on ne rencontre pas en dehors du traitement hydrargyrique; examinons maintenant celles que nos faits nous démontrent être le plus ordinaires et dans quelles conditions nous les avons vues se produire.

La gomme cutanée ou muqueuse tient incontestablement le premier rang pour la fréquence; les affections osseuses, au contraire, ne se montrent ni plus ni moins souvent que dans nos autres séries. Voici du reste un tableau représentant la proportion pour 100 de ces divers accidents:

Affections testiculaires.	3 sur 59 cas, soit	5,07 pour 100
— nerveuses....	1 sur 59 cas, soit	1,69 pour 100
— osseuses.......	17 sur 59 cas, soit	28,81 pour 100
Gommes cutanées ou muqueuses............	38 sur 59 cas, soit	64,04 pour 100

Il va sans dire que les lésions comprises sous la dénomination du mot gommes cutanées ou muqueuses présentent des variétés considérables, depuis la gomme ulcérée dont le processus destructif envahit parfois la face entière, jusqu'au tubercule circonscrit, parfaitement délimité, qu'un traitement spécifique suffit à faire disparaître. Diverses aussi sont les régions occupées par les gommes, et, sous ce rapport, il est permis d'établir plusieurs distinctions que les cas extrêmes de la précédente série rendent aussi naturelles qu'indispensables. Les gommes précoces se montrent de préférence au pourtour des orifices naturels ou dans les cavités muqueuses. La plupart de ces épouvantables ravages produits par une ulcération gommeuse sont précoces, siégent sur les lèvres, les piliers du voile du palais, le pharynx. Le processus évolue, dans ce cas, avec une rapidité souvent effroyable; la gomme ne vit pas, elle n'apparaît que pour subir sa destruction; elle présente alors ce petit volume qui lui a fait donner le nom de tubercule et se loge au sein des tissus qu'elle infiltre souvent dans une étendue considérable. On ne la voit jamais former, comme dans des périodes ultérieures, de volumineuses tumeurs fluctuantes; à peine les éléments en sont-ils ébauchés qu'une nécrobiose foudroyante l'ulcère et l'emporte. (Nous relaterons plus loin plusieurs observations de cette forme de syphilis, à laquelle on a si justement appliqué les épithètes de maligne, galopante.)

S'agit-il d'une gomme survenue à une période plus avancée de la vérole ? deux, trois ou quatre ans ; ce sont les membres inférieurs, le cuir chevelu, le lobule du nez, que nous voyons préférablement atteints. La gomme se montre souvent en plusieurs de ces points à la fois ; il y a comme une éruption gommeuse disséminée ; mais la lésion locale est loin de présenter la gravité des précédentes et le plus ordinairement chacun des éléments de l'éruption reste circonscrit et suit une évolution régulière (syphilide pustulo-crustacée).

Combien différente est encore la marche des accidents à très-longue échéance ! Sur une région circonscrite, la nuque, l'épaule, le pli du bras, se montrent successivement un certain nombre de tubercules. Sans doute, ils subissent aussi l'ulcération, mais chacune des phases de leur développement s'établit avec lenteur et régularité ; une fois la surface suppurante produite, on ne remarque guère d'inflammation vive dans ses environs. Loin de présenter ces teintes cuivrées, vives, ardentes, que montrent si communément les lésions des périodes antérieures, la peau est livide, d'un rouge violacé, décollée, à peine irritée, non infiltrée. Pas de réaction, pas d'inflammation ; une atonie singulière régit ces phénomènes !

En vertu de quelle cause se fait la localisation de ces accidents ? Bien d'autres ont cherché à le déterminer sans y réussir. Le plus souvent les sujets, ceux-là même que l'on voit le plus enclins à ratiociner sur leur diathèse, gardent le silence sur ce point. Quelques-uns accusent sans hésiter une contusion ; un de nos malades rattache, non sans quelque apparence de raison, la venue d'un groupe de petites gommes noueuses à une insolation, tel autre à un choc, à un traumatisme en un mot, quelle qu'en soit la nature. Pour nous, sans avoir la prétention de donner la solution de cet obscur problème, et, tout en maintenant au traumatisme comme cause occasionnelle son incontestable valeur, nous croyons que le plus ou moins d'intensité des phénomènes fluxionnaires en fournit dans une large mesure l'explication. La muqueuse buccale, qui paye un si terrible tribut aux syphilis malignes, est en effet dès le début de la période secondaire, le lieu de prédilection des éruptions, productions plastiques ou ulcérations les plus variées. Plus tard, l'hypostase que l'on observe normalement sur les membres inférieurs semble y appeler pour ainsi dire la naissance du produit spécial dont nous nous occupons. C'est pour les localisations des périodes ultimes que les causes occasionnelles signalées plus haut méritent surtout d'être invoquées ; c'est aussi dans ces cas qu'elles nous sont le plus souvent signalées par les intéressés.

Abordons maintenant une question d'une très-haute importance, celle de l'époque d'apparition des phénomènes tertiaires, en d'autres termes de l'intervalle écoulé entre l'accident initial et la naissance du tertiarisme. C'est ce point de vue surtout qui peut nous fournir un intéressant parallèle entre nos différentes séries d'observations. Nous le répétons, il ne s'agit point ici de la fréquence relative des accidents tertiaires à la suite de telle ou telle médication. Ce côté capital de la question, pour peu qu'on soit jaloux d'appuyer des conclusions sur un nombre considérable de faits, nous paraît actuellement inabordable; c'est là une lacune que nous déplorons et que nous considérons comme de nature à nous imposer une extrême réserve dans nos jugements. Aussi bien espérons-nous ne pas nous être départi, dans le cours de ces recherches, de cette disposition d'esprit.

Ceci dit, voici comment nous avons procédé. Après avoir pour chacun de nos 59 malades calculé cet intervalle écoulé, entre la première période et la troisième, nous avons tenu tout d'abord à obtenir un chiffre moyen, caractérisant le temps moyen que met une vérole livrée à elle-même pour arriver à la gomme. Nous n'avons élagué aucune de nos observations, quelles qu'aient été les circonstances particulières, hygiéniques ou accidentelles, connues ou inconnues, sur lesquelles on pût rejeter l'éclosion tardive de la diathèse, car le nombre fort respectable de nos faits ne saurait manquer de niveler leurs différences et d'en rendre l'immense majorité parfaitement comparables entre eux.

Donc, nous avons fait la somme de tous nos résultats particuliers et terminé en divisant le chiffre obtenu par le nombre de nos faits. Les calculs nous ont conduit au résultat suivant :

Somme des résultats particuliers...	253 ans.
Nombre de cas.................... ..	59
Moyenne obtenue..................	4 ans et 2 mois.

Première conclusion : *C'est en moyenne au bout de*

quatre ans qu'une syphilis livrée à sa marche naturelle arrive à la période tertiaire.

Et, comme corollaire, n'est-il pas évident qu'un syphilitique, non traité par les spécifiques, qui, quatre ans s'étant écoulés depuis son infection, n'a pas vu survenir de nouvelles manifestations de sa diathèse, a de grandes chances pour se considérer comme devant en rester exempt ultérieurement. L'importance de ce dernier point n'est pas contestable ; à notre sens, il enlève une bonne partie de leur valeur aux objections formulées contre les observations rapportées par M. Diday, dans son HISTOIRE NATURELLE DE LA SYPHILIS. On sait que l'auteur, après avoir suivi ses malades pendant une période de huit années, les présentait comme guéris, devant rester désormais absolument à l'abri des récidives. « Vos malades, lui fut-il répondu, sont exempts pour le moment de manifestations ; mais il est téméraire de leur prédire qu'ils n'auront plus à compter avec la diathèse. Rien ne prouve, en effet, que la syphilis tertiaire tardive ne les frappe pas un jour, et, qui le sait ? peut-être avec une sévérité et une fréquence d'autant plus redoutables que dans le traitement auront moins figuré les médicaments spécifiques. »

Certes, on pouvait penser qu'une pareille exigence s'inspirait surtout de probabilités fictives ; l'argument n'en restait pas moins en faveur auprès de bon nombre de spécialistes, dont il flattait les errements. Les chiffres révélés par notre statistique sont de nature, au moins dans une certaine mesure, à faire taire cette objection. Si la moyenne des malades observés accomplit le cycle de sa vérole en quatre ans, refuser de considérer les malades de M. Diday comme guéris quand leur observation s'est prolongée durant huit années, c'est raisonner sur l'exception. Or, ne l'oublions pas, c'était systématiquement alors, et non à la suite d'un triage ou d'un choix, que M. Diday privait ses malades de mercure; les faits qu'il a présentés ne sauraient donc passer pour des exceptions. A ce titre seul, l'objection aurait pu peut-être conserver quelque peu de sa valeur; car les exceptions, dans le cas qui nous occupe, ne sont autre chose que les extrêmes de notre moyenne, et ces extrêmes sont loin d'être rares, comme on en peut juger par le tableau suivant; aussi bien paraît-il intéressant de les examiner.

Nos 59 malades, sous le rapport du temps qu'ils ont mis à devenir tertiaires, peuvent être répartis de la façon suivante :

Temps employé.	Proportion sur 59.	Proportion sur 100.
28 ans.	1	1,6
20 —	1	1,6
13 —	1	1,6
12 —	1	1,6
10 —	3	0,5
9 —	3	0,5
8 —	1	1,6
7 —	1	1,6
6 —	3	0,5
5 —	4	6,8
4 —	5	8,3
3 —	9	15,2
2 —	9	15,2
1 —	7	11,7
1 —	10	17,0

Si nous nous en rapportons à ce tableau, et les noms de nos obligeants correspondants garantissent hautement son authenticité et sa sincérité, nous voyons que, sur 100 malades il en est au moins 17 qui voient survenir des accidents tertiaires plus de huit ans après l'infection. Cette proportion commande un sérieux examen. Mais il est un point dont l'étude n'en doit point être distraite, je veux parler de la gravité de ces lésions tardives. Consultons nos observations.

Sur nos 59 observations nous comptons 6 accidents que nous croyons pouvoir appeler graves, tels que : vastes ulcérations, gommes préarticulaires, gommes du col utérin, rétrécissement du rectum, mais surtout ostéites; ostéites graves, suivies d'éliminations considérables, graves par la profondeur des altérations et l'étendue des désordres locaux, graves par leur siége et les troubles fonctionnels qu'elles entraînent (ostéites du frontal, perforation de la cloison). Dans 4 cas, au contraire, les accidents se sont montrés bénins, et, pour quelques-uns, je dirais presque insignifiants, se bornant à quelques ulcérations produites par des gommes cutanées ou à quelques cercles de syphilides pustulo-crustacées.

Tardives aussi, quoique à un moindre degré, les manifestations qui, dépassant la période moyenne quatre ans, se montrent de quatre à huit ans après l'accident primitif. Nous en comptons 9 cas sur nos 59, c'est-à-dire 15,2 pour 100. Que si nous les considérons qualificativement, nous sommes frappé de leur bénignité relative ; il s'agit, en effet, uniquement de lésions cutanées ou muqueuses de peu d'étendue : ecthymas profonds, rupias, tubercules du nez, de la lèvre supérieure, du voile du palais, un onyxis ulcéreux. Nous excepterons 2 cas seulement, ayant trait l'un à de très-vastes ulcérations rebelles de la peau, l'autre à une destruction complète de la luette et des tonsilles. Quoi qu'il en soit, ce que nous ferons remarquer surtout, c'est l'absence absolue de toute lésion osseuse ou d'organe profond, si bien que nous serions tenté d'écrire : *Un syphilitique qui s'est abstenu d'hydrargyre peut se considérer comme à l'abri de toute lésion osseuse spécifique, au moins pendant une certaine période, si au bout de quatre ans il n'a vu survenir aucun symptôme de vérole tertiaire.* En d'autres termes, et relativement aux seuls cas que nous considérons, ces résultats nous démontrent que si les accidents osseux sont fréquents, comme nous l'allons voir, dans les premières années de l'infection ; s'ils le sont aussi, comme nous l'avons vu, dans les ultimes, la période moyenne semble en être absolument exempte.

Voici maintenant les résultats comparatifs que nous donne un recensement parallèle de nos syphilis tertiaires précoces, je veux dire survenues durant les quatre premières années de l'infection. Elles sont au nombre de 40, ci 67,7 pour 100. C'est dans cette catégorie que nous remarquons la plus forte proportion d'accidents osseux ; exostoses, caries, gommes des os y entrent, en effet, pour le tiers : 12 sur 40. La presque totalité des faits restant est constituée par des gommes des téguments cutanés ou muqueux, pour la plupart présentant une certaine gravité. Quatre surtout sont notées comme ayant amené d'effroyables désordres locaux, tels que destruction d'une grande partie de la face, de la cavité buccale, etc.... (nous renvoyons pour les détails de ces derniers à leur exposé *in extenso*). Enfin, nous mentionnerons un cas fort intéressant de myôme spécifique, et le cas de paralysie sur lequel nous avons déjà eu l'occasion d'insister au début de ce chapitre.

Résumons ces données de détail par des déductions générales, dont nul, croyons-nous, ne contestera la légitimité :

a. *Quand une vérole est livrée à sa marche naturelle, c'est durant les 4 premières années que les affections tertiaires, surtout celles du système osseux, sont à redouter; elles sont alors, en effet, et très-sérieuses et très-fréquentes.*

b. *Ce laps de temps écoulé, les accidents auxquels le sujet reste exposé sont aussi rares que bénins.*

Il est un point qui a vivement préoccupé les thérapeutes et donné lieu aux plus intéressants travaux : je veux parler de la loi de concordance entre les périodes de la syphilis. « Après les chancres indurés bénins, écrit M. Bassereau, surviennent les éruptions syphilitiques bénignes et les affections des divers tissus, sans tendance à la suppuration. Après les chancres indurés phagédéniques surviennent les syphilis pustuleuses graves, les affections ulcéreuses de la peau, plus tardives, les exostoses suppurées, les nécroses, les caries. » Étayée sur des observations nombreuses et de très-patientes recherches, cette doctrine fut accueillie avec beaucoup de faveur par le plus grand nombre des syphiligraphes, et surtout M. Diday. « La lésion primitive offre dans sa forme, écrivit en 1863 le spécialiste lyonnais, le reflet de toutes les influences qui, au moment où on la voit, contribuent à faire que la syphilis du sujet qui la porte sera faible ou forte. » Toutefois, M. Diday réclame une exception pour un assez bon nombre de cas. « Fourrier, ce subtil mais judicieux interprète de la nature, avait bien reconnu que ce que nous appelons ses déviations ne sont que le résultat du jeu de certains ressorts dont le mécanisme nous échappe ; aussi, dans toutes ses catégories, si tranchées que son esprit organisateur éprouvât le besoin de les établir, faisait-il toujours figurer l'exception d'un huitième. Nous ne serons ni plus exigeants, ni moins accommodants que Fourrier, et, après ce qui a été énoncé plus haut sur les causes individuelles qui commandent et expliquent ces exceptions, vous m'autoriserez bien à dire que, pour subsister, une théorie non-seulement doit admettre ces exceptions, mais au besoin même devrait les imposer. »

Nombre de statistiques sont apportées par ces auteurs à l'appui de cette importante loi pathologique. Mais nous ferons remarquer combien il est regrettable que la plupart des statistiques et des comparaisons se soient bornées à l'examen des deux premières périodes. Sans doute il n'est pas indifférent d'être renseigné sur le plus ou moins de bénignité de telle éruption papuleuse ou érythémateuse, je dirai même sur la nature de l'éruption; mais, qu'elles soient sèches, qu'elles soient humides, si multiples, si opiniâtres qu'elles se montrent, les poussées secondaires, en somme, ont une durée sinon définie, du moins éphémère, si elles sont gênantes, désespérantes pour le malade, elles n'inquiètent que bien rarement le médecin, elles n'entraînent qu'exceptionnellement des désordres fonctionnels graves et presque jamais la cachexie. Il en est bien autrement des accidents tardifs, dont les moindres dénotent une malignité spéciale de la diathèse. C'est de ces accidents dès lors qu'il importe de savoir recueillir les signes précurseurs ! c'est sur leurs chances d'apparition et sur leur degré de gravité probable, qu'un praticien soucieux de l'avenir de ses malades tient à se renseigner, pour établir solidement son pronostic.

Nous trouvant en présence d'un nombre assez considérable de syphilis graves, au moins pour la dernière étape, puisque aucune n'y a échappé, nous avons cru intéressant d'interroger rétrospectivement ces faits et d'éprouver, par une sévère confrontation des périodes, la loi de concordance et ses importants corollaires.

Il n'est pas fait mention dans toutes nos observations du degré de gravité de l'accident primitif, mais bon nombre le relatent, spécialement lorsqu'il s'est fait remarquer par son extrême bénignité ou ses caractères fâcheux, tels que longue durée, ulcération profonde, induration considérable, phagédénisme. On voudra bien nous concéder ce dernier caractère ; nous savons que nombre de spécialistes refusent encore de l'admettre, mais, sans vouloir discuter une question sur laquelle l'école de Lyon s'est fort judicieusement prononcée, en dépit des dissidents, qui nous semblent bien plutôt combattre le terme que le fait matériel, nous nous bornerons à faire observer qu'il n'est guère de nos feuilles sur lesquelles nous n'ayons constaté quelque cas de phagédénisme, cette remarque ne prouvet-elle pas à la fois et la fréquence de cette complication et l'unanimité avec laquelle on l'admet aujourd'hui.

Pour ce qui concerne les manifestations dont la forme et la durée sont consignées, nous n'avons pas cru devoir établir plus de deux catégories. Bonnes à faire, quand on peut étudier à loisir le sujet, les divisions plus nombreuses perdent forcément de leur exactitude, et partant de leur valeur, quand il s'agit pour les établir de compulser des faits non personnels. Nous nous sommes donc contenté de distinguer les accidents en graves ou bénins, et dans la première classe nous avons englobé les affections papuleuses, papulo-squameuses, pustuleuses, etc., réservant pour la première, les roséoles, les syphilides érythémateuses ou les accidents qui ont pu passer inaperçus. Dans la troisième période, une gomme isolée, une éruption même disséminée d'ecthymas profonds non suivis d'ulcérations rebelles, un groupe de tubercules noueux, tels sont pour nous les accidents bénins. Il est facile de juger par là de ceux que nous rejetons dans l'autre catégorie. Voyons donc les données que nous pouvons retirer de l'exacte pondération de ces conditions durant les deux périodes.

Sur 59 cas, 9 fois nous trouvons une parfaite concordance dans nos trois étapes, 8 fois bénignes et 1 seule fois maligne.

Si nous considérons maintenant la gravité de l'accident primitif, nous arrivons au résultat suivant : Sur 12 chancres extrêmement légers, insignifiants, de ceux que les malades appellent « *de petits boutons de rien* » chancres volants, ou que les médecins prennent pour des *écorchures*, 12 érosions chancriformes, en un mot, nous avons relevé 6 fois des accidents secondaires et 9 fois des tertiaires notés comme graves.

Malheureusement les cas de malignité constatée de l'accident primitif nous ont toujours conduit à des accidents tertiaires eux-mêmes graves. Il est vrai que la période moyenne, celle des accidents secondaires, s'est le plus souvent fait remarquer par sa bénignité. Ce résultat a lieu de nous surprendre, car s'il est un fait mis hors de doute par les travaux que nous avons signalés plus haut, c'est la solidarité des deux premières périodes. Nous l'enregistrons cependant pour rester fidèle à la méthode que nous nous sommes tracée.

Ainsi, *en thèse générale, c'est à des accidents tertiaires graves que conduisent les chancres graves,* même lorsqu'un laps de temps considérable s'écoule entre la première et la troisième période.

Nous venons de voir quelle est l'influence de son enfantement sur la vieillesse d'une vérole ; recherchons maintenant celle de son âge adulte, c'est-à-dire de sa période confirmée, de la période secondaire. Ici les conclusions nous semblent moins nettes encore que pour les points précédents. Nous avons observé 20 fois des véroles à accidents secondaires, sinon graves, du moins sérieux ; qu'ont été les tertiaires ? 8 bénins, 12 graves.

Il ne serait pas besoin d'une nouvelle statistique pour démontrer que les accidents graves de la troisième période peuvent descendre en droite ligne des éruptions secondaires les plus insignifiantes. Nous avons tenu pourtant à recenser ces discordances, et ce nouvel examen n'a fait que les accentuer davantage : 10 tertiaires des plus graves, 6 bénins, tel est le bilan de 16 cas qui se firent remarquer par la bénignité des accidents de la deuxième période.

Conclure d'après un aussi petit nombre de faits serait sans doute téméraire ; aussi n'est-ce qu'avec la plus extrême réserve que nous résumons ce qui semble ressortir des considérations dans lesquelles nous venons d'entrer, rappelant au lecteur qu'il s'agit uniquement dans ce chapitre de véroles naturelles restées en dehors de toute influence médicamenteuse et devenues tertiaires.

a. *La concordance entre les trois périodes ne se rencontre que dans un nombre restreint de faits, et vise surtout les cas bénins.*

b. *Les chancres primitifs bénins sont suivis avec une égale fréquence d'accidents secondaires et tertiaires, soit graves, soit bénins.*

c. *La gravité de l'accident primitif implique le plus souvent celle des tertiaires, sans que les secondaires y participent invariablement.*

d. *La bénignité des secondaires ne préjuge en aucune façon celle des tertiaires.*

e. *Des accidents secondaires graves présagent généralement des tertiaires de même intensité.*

Nous plaçons à la fin de ce chapitre un Tableau résumé des observations formant notre première série, nous bornant à reproduire à sa suite, *in-extenso*, celles qui nous paraissent plus particulièrement intéressantes.

Chapitre I

RÉSUMÉ DES OBSERVATIONS
DE SYPHILIS NATURELLE

NUMÉROS.	NOMS DES AUTEURS.	NOMS & PROFESSIONS DES MALADES.	SEXE.	AGE.	TEMPÉRAMENT. HYGIÈNE.	CHANCRE INITIAL. DATE. TRAITEMENT.	ACCIDENTS SECONDAIRES. DATE. — NATURE. — TRAITEMENT.	ACCIDENTS TERTIAIRES. DATE D'APPARITION. — NATURE.
				ans				
1	Profeta. 16	Philippe G.	H.	60	Tempérament lymphatique.	A l'âge de 32 ans 1/2, chancre à la verge. Pas de traitement.	A33 ans, croûtes au cuir chevelu. adénopathies, alopécie, plaques muqueuses. Pas de traitement.	En 1873 (à l'âge de 60 ans) plusieurs gommes à la peau, plaques périostoses, douleurs ostéocopes. Traitement ioduré. Guérison.
2	Bassereau 1	X.	H.	»	Cheveux roux anémique.	Chancre phagédénique au prépuce il y a 20 ans. Pas de traitement.	Inaperçu. Pas d'accidents durant 20 ans.	Syphilide tuberculeuse occupant le nez, la lèvre supérieure, avec de vastes ulcérations, parues depuis 6 mois. 20 ans après le chancre. Marié depuis 12 ans, a eu un enfant, mort à 15 mois, couvert de plaques rouges.
3	Personnelle 64	S. G., ouvrière.	F.	64	Robuste, blonde. Vit à la campagne.	A 44 ans chancre qui fut méconnu. Pas de traitement.	Maux de gorge qui durèrent près de 4 ans, céphalalgies. Pas de traitement.	13 ans après le début. ulcérations gommeuses sur la joue gauche. en guérit sans mercure, 19 ans après, ostéopériostite gommeuse du frontal.
4	Id. 24	X., charpentier.	H.	»	Très-robuste. Sanguin. Excès vénériens et alcooliques.	Chancre primitif à 24 ans, il ne dura que 15 jours. Pas de traitement.	Reste 12 ans sans autre accident qu'une fistule anale.	Au bout de 12 ans, syphilide pustulo-crustacée de la partie postérieure du cou survenue sans cause accidentelle connue.
5	Id. 41	A., terrassier.	H.	43	»	A 33 ans eût 3 chancres sur la verge. Pas de traitement.	? Pas de traitement.	10 ans après le chancre, syphilide pustulo-crustacée de l'épaule gauche, développée, au dire du malade, sous l'influence d'insolations répétées.
6	Id. 54	H. G., lingère.	F.	38	Bonne santé antérieure, menstrues régulières.	Inaperçu.	Il y a 20 ans s'aperçut, après un coït suspect, de plaques muqueuses vulvaires. consulta un pharmacien et ne fit aucun traitement. Plus tard éruptions sur les jambes, puis adénites secondaires.	Il y a 10 ans (10 ans après le début) commença à éprouver des difficultés en allant à la selle. Bientôt le rétrécissement rectal s'accentua et devint infranchissable. A subi plusieurs opérations soit à Lyon, soit à Paris. Un an 1/2 après l'éruption accoucha d'un enfant qui mourut à l'âge de 5 mois 1/2.
7	Id. 4	André L.	H.	35	Brun, robuste.	A 23 ans, chancre induré. Pas de traitement.	? Aucun traitement.	10 ans après le chancre, entre à l'Antiquaille pour une ulcération tertiaire très-profonde du nez. Aujourd'hui perforation de la cloison.

NUMÉROS.	NOMS DES AUTEURS.	NOMS & PROFESSIONS DES MALADES.	SEXE.	AGE.	TEMPÉRAMENT. HYGIÈNE.	CHANCRE INITIAL. DATE. TRAITEMENT.	ACCIDENTS SECONDAIRES. DATE. — NATURE. — TRAITEMENT.	ACCIDENTS TERTIAIRES. DATE D'APPARITION. — NATURE.
				ans				
8	Fournier 94	X.	H.	37	»	En 1858, chancre induré.	Aucuns secondaires remarqués. Rien.	Gomme scrotum. Sarcocèle. Ostéalgie nocturne.
9	Pers^{le} 97	Céline G.	F.	35	Constitution moyenne, ni strumeuse ni lymphatique. Brune.	Accident primitif inaperçu, il y a 10 ans.	Les premiers accidents furent, grosses papules du cou, alopécie, céphalalgie, et depuis cette époque surdité croissante, pendant 8 jours prit une drogue inconnue. Il y a un an, éruption papulo-croûteuse sur les bras.	Il y a six mois, apparition de gommes sur les membres supérieurs; les unes ulcérées, les autres simplement fluctuantes, peut-être une du col utérin.
10	Id. 17	B., tisseur.	H.	64	Attribue à l'action irritante de la teinture certaines irruption.	Chancre primitif à 47 ans sur la face antérieure du gland. Pas de traitement.	Ulcérations assez confluentes au pourtour de l'anus. Pas de traitement.	9 ans après le chancre, éruption pustulo-crustacée sur le bras droit semblable à celle qui l'amène aujourd'hui. Guérison par iodure de potassium.
11	Fournier. 1000	X.	H.	»	»	Il y a 7 ou 8 ans chancre. Rien.	Ulcérations du gosier. Pas de traitement.	En 1871, syphilide tuberculeuse du voile du palais, survenue après une saison aux Eaux-Bonnes.
12	Profeta. 7	S. Antonio.	H.	30	Constitution et tempérament excellent	Chancre à la verge à 23 ans, 40 jours de durée. Pas de traitement	4 mois après douleurs rhumatoïdes, névralgies, syphilide papuleuse, plaques à l'anus. Pas de traitement autre que des pilules de soufre.	En 1872, 7 ans après le chancre, groupe de gommes exulcérées au nez et à la lèvre supérieure (Lupus syphilitique de certains auteurs), ulcères du palais. Guérison par sublimé et iodure de potassium.
13	Pers^{le} 44	B., plâtrier.	H.	28	»	A 21 ans chancre induré, très-étendu sur le fourreau de la verge. Aucun traitement	?	5 ans 1/2 après le chancre, et depuis cette époque jusqu'aujourd'hui s'est vu atteint d'onyxis ulcéreux des orteils du pied gauche, affection du pied ayant peut-être été provoquée par une contusion.
14	Id. 25	R., employé de fabrique.	H.	29	»	A 23 ans, au régiment eut un chancre qui dura 17 jours. Non traité.	?	5 ans après le chancre ecthyma des bras. Actuellement, 6 ans après, ulcération à bords polycycliques pathognomoniques sur la jambe gauche. Guérison par iodure de potassium.

NUMÉROS.	NOMS DES AUTEURS.	NOMS & PROFESSIONS DES MALADES.	SEXE.	AGE.	TEMPÉRAMENT. HYGIÈNE.	CHANCRE INITIAL. DATE. TRAITEMENT.	ACCIDENTS SECONDAIRES. DATE. — NATURE. — TRAITEMENT.	ACCIDENTS TERTIAIRES. DATE D'APPARITION. — NATURE.
15	Persle 104	X., blanchisseuse	F.	ans 29	Petite, nerveuse.	Accident initial inconnu.	Plaques muqueuses, voit au 2e mois un médecin, alors qu'elle avait une éruption généralisée, squames palmaires. Entre à Lourcine au service de M. Despretz.	Resta 6 ans sans accidents. Puis souffrit de maux de gorge, qui aboutirent à une destruction complète de la luette et des tonsilles. Elle n'a pris de mercure que depuis un mois. 3 enfants à terme mort-nés; ils auraient 3, 4, 6 ans.
16	Berkeley-Hill. 8	A. M.	H.	21	Lymphatique	Infecté en 1865. Pas de traitement.	Eruptions secondaires variées. Pas de traitement.	6 ans après le début, en avril 1871, gomme du voile du palais.
17	Persle 53	M. J., teinturier.	H.	40	Très-robuste brun.	En 1867 contracte un chancre sur le gland. Traité par de la tisane de Salsepareille.	Quelques maux de gosier. 5 ans après paraissent dans la paume des mains quelques squames de psoriasis palmaire. Pas de traitement.	6 ans après le chancre, ecthyma profond des membres inférieurs sur la région malléolaire interne, éruption d'apparence pustulo-crustacée.
18	Id. 28	G., clerc de notre.	H.	27	Très-robuste brun.	A 22 ans chancre induré de la verge. Pas de traitement général.	Plaques anales 15 jours après la guérison du chancre, plaques muqueuses des lèvres, éruption pustuleuse des jambes.	4 ans 1/2 après le début paraît une carie des os du nez avec ozène épouvantable. Grand soulagement par l'iodure.
19	Id. 96	S. Louis.	H.	51	Très-robuste pas de diathèse	Il y a 15 ans, chancre à la verge « petit bouton de rien » qui disparut rapidement sans le moindre remède.	6 mois après le chancre, syphilide papuleuse qui dura 6 mois et disparut sans traitement.	5 ans environ après survinrent des clous, d'abord séparément, puis un an après, répandus sur tout le corps, aux fesses, etc. Traitement au bi-iodure et iodure de potassium. 12 ans après, il y a 3 ans, syphilide pustulo-crustacée sur la région inguinale et pubo-penienne. Elle persiste encore. Iodure.
20	Id. 12	M.-Joséphine G. couturière.	F.	31	Faible, scrofuleuse.	Il y a 6 ans. Non traitée.	Eruption de plaques muqueuses sur les parties génitales et anales. Pas de traitement.	5 ans après le chancre, ulcérations multiples tertiaires, caractéristiques sur la région poplité.
21	Id. 80	B. Jean, maçon.	H.	30	Blond-chatain, lymphatique. Travail très-pénible, excès de vin.	Il y a 6 ans, chancre à la verge, très-petite écorchure, qui dura à peine 8 jours et à laquelle il ne fit rien.	En 1871, il y a 3 ans, souffre quelque peu du gosier et l'attribue à un refroidissement.	Il y a 1 an 1/2, paraît sur le dos un placard de syphilide pustulo-crustacée, non traité génér. Il y a 6 mois, gomme considérable du bras droit. Elle est ulcérée. Il entre à Saint-Louis. Il y a 4 mois, paraît un énorme myôme syphilitique de la région postérieure de la cuisse.

NUMÉROS.	NOMS DES AUTEURS	NOMS & PROFESSIONS DES MALADES.	SEXE.	AGE.	TEMPÉRAMENT. HYGIÈNE.	CHANCRE INITIAL. DATE. TRAITEMENT.	ACCIDENTS SECONDAIRES. DATE. — NATURE. — TRAITEMENT.	ACCIDENTS TERTIAIRES. DATE D'APPARITION. — NATURE.
				ans				
22	Persle 40	T., empl. d'octroi	H.	36	Etait soldat au moment où le chancre fut contracté.	En 1869 chancres à la verge. Pas de traitement spécifique.	?	4 ans après, perforation de la voûte palatine, gomme prèsternale.
23	Id. 1	Anne B.	F.	33	Petite, peu robuste.	Chancre il y a 4 ans Pas de traitement spécifique.	?	Ulcération profonde de la lèvre supérieure et du nez.
24	Id. 21	Auguste B.	H.	36	Peu robuste, blond, lymphatique.	En 1868, chancres Pas de traitement.	?	4 ans après, énorme perforation de la cloison.
25	Id. 78	Márie S., domest.	F.	32	Scrofuleuse, brune, bonne santé habituelle.	Etait saine au moins il y a 3 ans. Un médecin la visita et on lui confia un nourrisson. Ne se rappelle rien de plus. Pas de mercure.	?	En janvier 1873, vit survenir des gommes de la peau sur les cuisses, les jambes, en assez grand nombre. Elle entre à Saint-Louis. Sur la face postérieure de la jambe droite et de la gauche se voient plusieurs ulcères larges, à étages, à bords ronds, violets, profonds. Iodure.
26	Id. 114	Berthe D.	F.	22	Brune, constitution moyenne, santé antérieure bonne.	Il y a 5 ans, éruption à la vulve. Pas de traitement.	Douleurs générales, surtout aux jambes, éruption sur les organes génitaux, rougeurs sur le ventre. Pas de traitement.	3 ans après le début du mal ecthyma, dont restent de profondes cicatrices. Il y a 3 mois, ulcération du voile du palais et du pharynx.
27	Id. 68	Marie D.	F.	30	Petite, brune, nerveuse.	Il y a 4 ans. Pas de traitement.	Condylômes vulvaires. Pas de traitement.	3 ans après le chancre, gommes ulcérées considérables de la muqueuse buccale.
28	Id. 69	G. Rosalie, cultivateur.	F.	56	»	Il y a 15 ans, à la suite de l'allaitement d'un enfant étranger, chancres mammaires.	Souffrit durant 1 an d'éruptions secondaires à la vulve et à l'anus.	3 ans après, éruption pustulo-crustacée sur la jambe gauche, puis sur l'avant-bras droit. Peu après paraît une ostéite du genou frappant principalement la rotule, plusieurs gommes cutanées autour de l'article.
29	Id. 2	M. T., prostituée.	F.	32	Scrofuleuse.	En 1870 eut un chancre. Pas de traitement.	Eruption considérable sur les grandes lèvres et la muqueuse buccale.	3 ans environ après le chancre, pustules d'ecthyma, ulcération assez profonde sur la jambe gauche, la face.

NUMÉROS.	NOMS DES AUTEURS.	NOMS & PROFESSIONS DES MALADES.	SEXE.	AGE.	TEMPÉRAMENT. HYGIÈNE.	CHANCRE INITIAL. DATE. TRAITEMENT.	ACCIDENTS SECONDAIRES. DATE. — NATURE. — TRAITEMENT.	ACCIDENTS TERTIAIRES. DATE D'APPARITION. — NATURE.
				ans				
30	Pirondi. 2	P.	H.	32	Anémique.	Avril 1870, chancre sur la couronne du gland, dont l'induration a persisté 15 mois. Pas de traitement général.	2 ans 1/2 après, plaques muqueuses buccales, éruption du cuir chevelu, alopécie.	3 ans 1/2 après le début, douleurs ostéocopes sur l'apophise styloïde du radius, la clavicule, les tibias. 3 mois plus tard, gomme profondément ulcérée à la face antérieure et interne de la clavicule.
31	Dumas. 4	A. Pierre.	H.	33	Moyenne, bilieux.	En 1868 chancre. Soins exclusivement locaux.	Plaques muqueuses du gosier.	En avril 1871, vive inflammation de la muqueuse nasale, perforation du voile du palais.
32	Giorgini. 1	Cl. Louis.	H.	39	Robuste, bilieux.	Juin 1871. La période d'incubation du chancre initial a été très-longue. Charpie et sulfate de cuivre.	Syphilide polymorphe pustuleuse et macouleuse, douleurs rhumatoïdes, ganglions indolents d'infection 15 jours après la cicatrisation de l'ulcère.	Août 1871, douleurs ostéocopes, gommes du front. Iodure de potassium, injection de calomel, méthode Scarenzio.
33	Proleta. 9	Ant. C.	F.	42	Faible, lymphatique.	A l'âge de 33 ans, chancre infectant à la vulve. Pas de traitement.	6 mois après, alopécie, douleurs rhumatoïdes, plaques à la vulve et à l'anus, exulcérations très-superficielles aux amygdales. Pas de traitement.	A 41 ans, douleurs ostéocopes, gomme exulcérée à l'arrière-bouche, plaques d'alopécie. Traitement. Iodure de potassium pendant un mois. Guérison.
34	Id. 13	G. H.	H.	21	Constitution moyenne, tempérament lymphatique.	Inaperçu.	A l'âge de 19 ans, alopécie.	Ulcérations larges et profondes au palais et au nez. Groupe de gommes exulcérées ou non à la figure.
35	Id. 14	V. V.	F.	22	Lymphatique strumeuse. Femme vierge	Très-probablement à l'âge de 20 ans. Pas de traitement.	A 20 ans, adénopathies, alopécie, douleurs rhumatoïdes.	2 ans après, ulcérations profondes du gosier, douleurs vives dans les os. Guérison par iodure de potassium.
36	Id. 15	V. S[t].	H.	18	Constitution moyenne. Tempérament sanguin.	Le malade ne se rappelle pas avoir eu aucun chancre.	A l'âge de 16 ans, a eu des plaques au gosier et quelques douleurs rhumatoïdes.	A 18 ans (1873), papules tuberculeuses à la peau, aux muqueuses ; au cuir chevelu, plaques d'alopécie.

NUMÉROS.	NOMS DES AUTEURS.	NOMS & PROFESSIONS DES MALADES.	SEXE.	AGE.	TEMPÉRAMENT. HYGIÈNE.	CHANCRE INITIAL. DATE. TRAITEMENT.	ACCIDENTS SECONDAIRES. DATE. — NATURE. — TRAITEMENT.	ACCIDENTS TERTIAIRES. DATE D'APPARITION. — NATURE.
37	Profeta. 5	Michele di B.	H.	25	Lymphatique	A 20 ans, en 1867, chancre infectant de la verge, guérison au bout d'un mois par des pansements simples.	4 mois après, plaques buccales, douleurs de tête, chûte des cheveux. Pas de traitement.	3 ans après le chancre, syphilis tertiaire, larges plaques d'alopécie au cuir chevelu, groupes de gommes exulcérées à la même région, énorme périostose sternale. Ces accidents ont duré 2 ans sans traitement. Guérison par l'iodure de potassium.
38	Fournier. 601	X.	H.	»	»	En 1864, chancre. Pas de traitement.	Aucun accident.	3 ans après le chancre, syphilide tuberculo-ulcéreuse de l'aisselle, périonyxis ulcéreux.
39	Profeta. 2	Marie S.	F.	28	Bonne constitution. Tempérament lymphatique.	? Probablement contagionnée par la circulation utéro-placentaire. Accoucha d'un enfant syphilitique.	En 1865, au 7me mois de la grossesse, plaques muqueuses en plusieurs endroits, éruption papuleuse. Pas de traitement.	2 ans après, gommes cutanées exulcérées. 7 ans après, nouvelles gommes avec perforation de la voûte du palais. Fut guérie par un traitement mixte.
40	Berkeley 5	J. H. M.	H.	35	Sanguin.	Infecté en 1866. Pas de traitement spécifique.	1 an après, iritis. Pas de traitement spécifique.	Nécrose de la voûte du palais en octobre 1868, 2 ans après le début du mal.
41	Fournier. 491	X.	H.	28	»	Accident primitif, sans caractère précis caractéristique, laissé sans traitement.	En 1866, éruption syphilitique généralisée. Pas de traitement.	2 ans après, en 1868, syphilide tuberculo-ulcéreuse du pharynx, gomme du voile du palais et du palais, perforation, carie nasale.
42	Parrot 101	B. Victoire, domestique.	F.	24	Hygiène déplorable. Séjournait dans les caves pendant le siége.	Décembre 1870, inaperçu. Etant domestique, elle téta pendant 8 jours sa maîtresse, dont l'enfant refusait le sein (il était couvert de boutons). Au bout de 8 jours tomba malade.	Après des symptômes généraux fort graves, se vit couverte de boutons, pris pour de la variole. Fut soignée à la Salpêtrière.	2 ans 1/2 après l'infection, nouveau symptômes généraux graves, suivis d'une infiltration gommeuse de la face dans presque toute son étendue.

NUMÉROS.	NOMS DES AUTEURS.	NOMS & PROFESSIONS DES MALADES.	SEXE.	AGE. ans	TEMPÉRAMENT. HYGIÈNE.	CHANCRE INITIAL. DATE. TRAITEMENT.	ACCIDENTS SECONDAIRES. DATE. — NATURE. — TRAITEMENT.	ACCIDENTS TERTIAIRES. DATE D'APPARITION. — NATURE.
43	Pers[le] 83	R. Louise, blanchisseuse.	F.	»	Très-grande, brune, paraît vigoureuse et forte.	En 1848, chancre sur la grande lèvre droite, vit un médecin qui la traita à la salsepareille et la brûla. Non traité.	Inaperçu.	En 1849, 1 an après le chancre, violentes douleurs de tête, étourdissements, obligée de se retenir pour ne pas tomber. En 1855, paralysie, hemiplégie gauche qui persiste. En 1862, éruption pustulo-crustacée sur cuisses, prend de l'iodure pour la 1re fois. En 1874, ulcères des jambes (42 petits ulcères). Iodure. Avait eu des enfants avant la vérole, depuis a vécu maritalement sans en avoir.
44	Id. 43	P., boulanger.	H.	29	»	Chancre unique du frein, guéri au bout de 15 jours.	2 mois après, mal de gorge intense et de longue durée.	1 an après, syphilide pustulo-crustacée sur la face, les épaules et les membres supérieurs. En outre, 2 exostoses sur le tibia gauche. Céphalée violente.
45	Gamba. 8	B. C.	H.	»	Constitution bonne, tempérament nerveux.	Avril 1871, chancre induré adénite double. Traitement local.	Symptômes secondaires, 1 mois après. Pas de traitement.	Quelques mois après, en août 1871, ulcères phagédéniques du voile du palais, gommes ulcérées à la tête, douleurs ostéocopes aux doigts.
46	Ricordi. 8	N.	F.	27	Nerveuse, maigre.	Fin février 1873. Pas de traitement.	? Inaperçu.	Gommes ulcérées à l'épaule gauche, en janvier 1874.
47	4	N.	H.	36	Très-bon.	Il y a un an. Pas de traitement.	?	Syphilide pustulo-ulcéreuse.
48	Pers[le]	P. Adolphe, ébéniste.	H.	55	Brun, arthritique, santé excellente.	Il y a 2 ans, après des coïts suspects, eut un écoulement et une ulcération autour du méat; eut au moment du chancre une grande frayeur et un traumatisme violent. Pas de traitement.	?	Moins d'un an après, éruption pustulo-crustacée, qui n'a pas disparu encore aujourd'hui, depuis près de 2 ans. Eléments très-confluents, avec cicatrices et pertes de substance.

NUMÉROS.	NOMS DES AUTEURS.	NOMS & PROFESSIONS DES MALADES.	SEXE.	AGE. ans	TEMPÉRAMENT. HYGIÈNE.	CHANCRE INITIAL. DATE. TRAITEMENT.	ACCIDENTS SECONDAIRES. DATE. — NATURE. — TRAITEMENT.	ACCIDENTS TERTIAIRES. DATE D'APPARITION. — NATURE.
49	Fournier. 819	X.	H.	»	»	Passé inaperçu.	En 1871, accidents secondaires légers. Pas de traitement.	En 1872, effroyable syphilide phagédénique de la bouche et de la gorge, destruction du voile du palais, carie du maxillaire supérieur, ulcération et destruction de la partie supérieure du pharynx, surdité, sarcocèle, atrophie testiculaire, ozène effroyable. Guérison par iodure et frictions.
50	Id. 120	Marie M.	F.	55	Bien constituée, santé antérieure bonne. Vivant à la campagne.	Il y a 5 ans. Inaperçu.	1 mois après avoir eu des rapports avec un soldat, plusieurs boutons aux parties. Rien.	1 an après, sur tout le corps, gommes énormes ayant laissé d'effrayantes cicatrices sur les jambes, poitrine, cuisses, etc. Analgésie et anesthésie très-étendues.
51	Dumas. 6	Jean B.	H.	49	»	En mars 1870, applications locales de pommade de calomel et de vin sucré.	Quelques jours après, mal de gorge, éruption de boutons en nombre considérable. Guérison spontanée.	10 mois après, ulcérations profondes au front, sur la face et les membres inférieurs.
52	Pers^te 118	P. Jenny.	F.	28	Forte, vigoureuse, brune. Excès vénériens.	Inaperçu.	Il y a 1 an, leucorrhée, douleurs ostéocopes et articulaires le long des membres, puis 3 mois après, éruption ecthymateuse. Iodure de fer.	7 mois après le début, ulcérations gommeuses multiples sur les points de l'éruption primitive ; puis ulcération du lobule du nez. Sirop de Gibert.
53	Profeta. 1	D. Domenico.	H.	29	Faible, lymphatique, avec la scrofule pendant l'enfance.	Deux chancres aux côtés du frein en mai 1871. Traitement empirique.	4 mois après le chancre initial, accidents secondaires, c'est-à-dire douleurs rhumatoïdes, adénopathies, roséole, éruptions, croûtes du cuir chevelu. Pas de traitement.	5 mois après le chancre, douleurs ostéocopes, périostoses plastiques, tumeurs gommeuses exulcérées du tissu cellulaire et sous-muqueux. Douleurs musculaires, contractures. Guérison en 47 jours par le traitement mixte.
54	Ricordi. 9	M.	F.	42	Lymphatique	Méconnu. Aucun traitement.	Papules muqueuses à la vulve, en février 1873. Traitement local.	En décembre 1873, périostite du tibia, tubercules ulcérés au cou.

NUMÉROS.	NOMS DES AUTEURS.	NOMS & PROFESSIONS DES MALADES.	SEXE.	AGE.	TEMPÉRAMENT. HYGIÈNE.	CHANCRE INITIAL. DATE. TRAITEMENT.	ACCIDENTS SECONDAIRES. DATE. — NATURE. — TRAITEMENT.	ACCIDENTS TERTIAIRES. DATE D'APPARITION. — NATURE.
				ans				
55	Roquette. 10	Denise P.	F.	22	Lymphatique	Le 31 juillet 1873, chancre, pris pour une écorchure.	Se montraient 6 semaines après et existaient encore le 21 janvier 1874. Adénopathie, syphilis eczoémateuse, plaques muqueuses.	Douleurs ostéocopes sur la clavicule gauche et sur l'apophyse mastoïde droite, en janvier 1874.
56	Gamba. 7	C. S.	H.	»	Constitution bonne, tempérament nerveux.	Chancre initial dur au gland (mars 1872). Pléiade spécifique considérable. Traitement local.	Symptômes secondaires 2 mois après. Le malade ne veut pas de mercure, il prend des tisanes et des drogues de charlatan.	Exostose au front, douleurs épiphisaires aux épaules en juin 1872.
57	Pers[le] 63	Edouard T., ex-militaire.	H.	44	»	Chancre phagédénique du sillon balano-préputial.	2 mois après, éruption echtymateuse de la face.	Presque en même temps, tumeur gommeuse aux deux péroniers latéraux et aux muscles de la face antérieure de l'avant-bras. Exostose du pariétal gauche, épididymite gauche.
58	Id. 117	Marie D.	F.	21	Brune, de bonne constitution.	Novembre 1873, maladie aux parties. Pommade insignifiante.	3 semaines après, éruption sur le corps, la face; mal de gosier. Rien.	Décembre 1873, rupia, gommes du cuir chevelu, de la jambe, du front. Amenorrhée depuis 5 mois.
59	Roquette. 6	Aimé A.	H.	30	Nerveux.	Chancre il y a 7 mois. Traitement homœopathique.	Accidents secondaires au bout de 5 semaines. Exanthème papuleux, plaques muqueuses, buccales et anales.	Venu me consulter le 9 février 1874, pour des douleurs ostéocopes nocturnes et périostose sur le frontal.

OBSERVATION 3. — *Syphilis contractée à 44 ans, pas de traitement spécifique; 13 ans après gomme de la face; 20 ans après ostéopériostite du frontal.* (Service de M. Gailleton.)

Sylvie G***, âgée de 64 ans, née à Oyonnax, ouvrière, constitution robuste, blonde, entre en 1873, aux Chazeaux, pour une affection syphilitique du frontal. Voici les renseignements qu'elle nous donne :

En 1828, à 19 ans, elle se maria avec un ouvrier qui fut plus tard atteint d'une syphilis, et vint en 1856 à l'Antiquaille pour une affection des organes génitaux à la suite de laquelle il mourut.

C'est à 44 ans, en 1853, qu'elle ressentit les premières atteintes du mal; le chancre passa inaperçu, mais elle souffrit longtemps de maux de gorge. C'est la première indisposition qu'elle se rappelle; elle dura près de 4 années sans qu'elle prit jamais de remède spécifique. Puis sa santé se rétablit et resta très-bonne pendant 13 ans; cependant resta depuis sujette à des céphalalgies.

A 57 ans, en 1866, elle se voit forcée d'entrer à l'hôpital pour des ulcérations siégeant sur la joue droite, le cou et la région auriculaire ; elle fut traitée de cette affection qui fut prise pour un lupus, et par conséquent sans mercure et sans iodure, uniquement par des moyens externes; elle guérit néanmoins.

A 63 ans, en 1872, commence à souffrir d'une osteopériostite gommeuse du frontal qui s'ulcère rapidement et imprime en certains points des traces cicatricielles blanchâtres et profondes. Aujourd'hui, de nouvelles ulcérations se sont produites à côté des cicatrices et donnent lieu à une suppuration très-abondante. L'aspect, du reste, grâce aux étages superposés du fond de la plaie, à sa coloration rouge violacée, à sa dépression considérable, est pathognomonique de l'accident tertiaire; l'état général est bon.

Observation 4. — *Chancre primitif à 24 ans, aucun traitement ; 12 ans après gomme dermique de la nuque.* (Service de M. Dron.)

G***, charpentier, âgé de 36 ans, tempérament sanguin, constitution très-robuste, de très-haute stature, santé habituelle excellente, se présente le 18 août 1873 à la consultation de l'Antiquaille. Voici ses antécédents :

Il y a 12 ans, eut un chancre à la verge, il dura une quinzaine de jours seulement sans autre traitement qu'une cautérisation hâtive, ne se rappelle avoir eu dans la suite aucune éruption généralisée, aucun accident, si ce n'est une affection anale qu'il dit avoir été une fistule qui fut de courte durée, n'a jamais pris de mercure, s'est gorgé de copahu; quoique marié, commet beaucoup d'excès vénériens et se déclare assez ivrogne.

Il y a deux mois, vit survenir sur la partie supérieure du dos et la nuque des nodosités nombreuses échelonnées suivant des lignes courbes, presque régulières ; elles occasionnèrent des douleurs comparables à celles du furoncle.

Au bout d'un mois et demi, elles s'ouvrirent et donnèrent lieu à des ulcérations qui furent le siége de picotements et de douleurs cuisantes et lancinantes. On constate qu'elles sont disposées suivant une ligne polycyclique caractéristique ; les dépressions paraissent découpées à l'emporte-pièce, à fond jaune, grisâtre suppurant. On sent encore dans la région d'autres nodosités plus profondes non ouvertes. La peau de la région est tout autour rouge et tuméfiée.

Santé générale excellente ; le malade ne sait à quoi attribuer les accidents actuels ; il est soumis à l'usage de l'iodure.

OBSERVATION 9. — *Syphilis datant de 10 ans. — Jamais de mercure. — Tumeurs gommeuses multiples. — Gomme du col utérin.* (Service de M. Fournier.)

G. Céline, 35 ans, entre en 1874 à Lourcine, salle Saint-Louis. Constitution moyenne, pas de diathèse, pas de prédisposition connue, ni strumeuse, ni arthritique.

L'accident primitif a passé inaperçu.

Il y a 10 ans elle souffrit de certains symptômes, qui évidemment le suivirent de très-peu de temps : ce sont les premiers qu'elle se rappelle : alopécie, céphalalgie, en même temps affection de l'oreille qui détermina un certain degré de surdité, lequel persiste encore aujourd'hui. Elle eut, du reste, quelques mois durant, un écoulement par l'oreille.

Il y a 1 an, eut une éruption papuleuse ou papulo-crouteuse sur les membres supérieurs.

Il y a 6 mois, vit débuter l'accident qui l'amène aujourd'hui dans les salles de Lourcine. Plusieurs gommes se montrent sur les membres inférieurs : les unes à l'époque où s'est fait l'examen, étaient ulcérées, les autres se présentaient sous la forme de tumeurs fluctuantes, grosses comme une noix ; une ulcération siége sur le dos du tibia à droite, avec tous les caractères des gommes ulcérées : bords polycycliques, comme découpés à l'emporte-pièce. 2 gommes, des plus remarquables, se remarquent sur chacunes des malléoles externes, très-symétriquement. Ces tumeurs, dont la nature est évidente, présentent le volume d'une pomme reinette ; elles sont extrêmement fluctuantes; on les sent enchâssées dans l'os qui leur fournit à leur base comme une sertissure ; enfin elles sont le siége de douleurs assez vives durant la nuit.

L'examen des organes génitaux permet en outre de

découvrir un col énorme, induré, dont la lèvre supérieure surtout dans sa partie droite paraît receler une gomme.

Diminution très-rapide par l'iodure de potassium de tous ces accidents.

OBSERVATION 10. — *Chancre primitif en 1857. Pas de traitement spécifique; 9 ans après syphilide pustulo-crustacée du bras.* (Service de M. Dron.)

B......., âgé de 64 ans, né aux Olmes, tisseur, entré le 28 juin 1873 à l'hospice de l'Antiquaille.

En 1855, âgé de 46 ans, il contracte une blennorrhagie pour laquelle il prend du copahu ; deux ans plus tard, il contracte un chancre sur la face antérieure du gland, il ne vit point de médecin et ne prit d'autre remède que des tisanes rafraîchissantes. Le chancre dura 2 mois et demi. Le malade ne se rappelle pas avoir eu d'éruption généralisée ; 5, 6 mois après il souffrit seulement d'ulcérations assez confluentes au pourtour de l'anus. En 1866, 9 ans après le chancre, il vit survenir une éruption au bras droit semblable à celle qui l'amène aujourd'hui et dont il n'a jamais été complétement débarrassé ; néanmoins il pouvait travailler à sa profession assez pénible de tisseur.

Depuis quelques jours l'éruption a repris une nouvelle intensité ; après un traitement émollient de quelques jours il entre à l'Antiquaille où nous constatons les symptômes suivants : On trouve au niveau du pli du coude à droite suivant une ligne irrégulière, mais composée d'éléments circulaires manifestement festonnés dans une étendue de 15 à 18 centimètres, une traînée d'ulcérations. Ces pertes de substance qui hier encore étaient recouvertes de croûtes épaisses présentent un fond gris-jaunâtre profondément déprimé, une base rouge-violacé. Dans l'espace circonscrit par la ligne courbe, la peau est rouge et paraît légèrement enflammée.

Dès le 30 juin on prescrit le sirop de Gibert.

Le 8 juillet aucun soulagement n'étant constaté, on soumet le malade à l'usage de l'iodure de potassium dans une infusion de salsepareille. Amélioration rapide, sort le 14 juillet bien guéri.

Observation 13. — *Chancre primordial laissé sans traitement il y a 7 ans ; 5 ans 1/2 après, ulcères périunguéaux de 3 orteils du pied gauche.* (Service de M. Dron.)

B..., âgé de 28 ans, plâtrier, entré le 6 février salle Saint-Maurice, pour un onyxis ulcéreux. Voici les renseignements qu'il nous donne sur sa santé antérieure :

Il y a 7 ans, il contracta un chancre très-étendu sur le fourreau de la verge; il s'accompagna d'adénite suppurée du côté droit. Le malade fit à cette époque un séjour d'un mois à l'Antiquaille ; aucun traitement antisyphilitique ne fut administré, il nie du reste tous accidents secondaires, et depuis cette époque a toujours joui d'une excellente santé ; c'est du reste le seul accident vénérien dont il ait souvenance. Pas d'antécédents scrofuleux.

Il y a 18 mois, se déclara à la face dorsale du gros orteil du pied gauche une très-vive démangeaison ; une ulcération ne tarda pas à se produire à la suite de grattages réitérés, et en peu de temps envahit tout le pourtour de l'ongle ; cependant l'ongle ne présentait auparavant aucune altération, il n'était pas incarné. Il y avait eu seulement quelque temps avant une contusion assez forte de l'avant-pied ayant porté surtout sur le gros orteil, mais qui n'avait été suivie d'aucun accident immédiat. L'ulcération ne dura pas moins de 7 mois ; au bout de ce temps elle se cicatrisa spontanément, et la guérison ne s'est pas démentie depuis.

Quelque temps après, les mêmes symptômes commencèrent à se manifester sur le 3e et le 7e orteil ; mais, loin de rétrocéder comme avait fait la précédente, elle ne fit que croître en surface et en profondeur, sans aucune tendance à la réparation. Les ongles n'ont pas tardé à tomber; aujourd'hui, nous constatons sur les points désignés un ulcère profond, à bords nettement découpés, taillés comme à l'emporte-pièce, affectant une forme arrondie, polycyclique, caractéristique. Le fond de l'ulcère est anfractueux, couvert d'une suppuration abondante ; le pied présente un léger œdème, les ganglions cruraux sont engorgés, douleurs assez vives. Le système circulatoire inspecté avec le plus grand soin ne permet pas de découvrir d'athérôme artériel.

OBSERVATION 14. — *Chancre primitif en 1867; 6 ans après ulcération syphilitique de la jambe.* (Service de M. Dron.)

R..., âgé de 29 ans, employé de fabrique, entre le 17 juillet 1873 à la salle Saint-Pierre à l'Antiquaille.

Il y a 6 ans, étant au régiment, contracte un chancre induré qui persista 17 jours seulement. Il ne fit aucun remède et n'eut pas, du moins si l'on s'en rapporte à son souvenir, d'éruption cutanée.

L'an dernier, 5 ans après le chancre, vit survenir sur l'avant-bras du côté droit d'assez gros boutons, qu'il compare à des furoncles et qui, après s'être ulcérés, donnèrent lieu à des cicatrices déprimées, blanchâtres en certains points, pigmentées en d'autres.

Il y a 2 mois se montrèrent quelques petites ulcérations sur la muqueuse buccale. Aujourd'hui, c'est pour une ulcération de la jambe qu'il vient demander des soins. On constate sur la jambe gauche une série d'ulcérations d'aspect caractéristique, à bords hémicycliques réniformes. A la partie moyenne de la face interne du mollet, ulcère en forme de fer à cheval, présentant à peu près 6 centimètres dans son plus grand diamètre ; le fond est rouge bourgeonnant, les parties voisines sont violacées et attestent par leur induration la présence récente d'ulcérations semblables. La santé générale est bonne. R... ne sait à quelle cause attribuer ces accidents.

17 juillet. — On prescrit 2 grammes d'iodure de potassium par jour.

26 juillet. — La dose est portée à 3 grammes, amélioration de l'état local.

7 août. — La dose est ramenée à 1 gramme.

8 août. — Le malade se plaint d'un urticaire survenant dans la nuit, l'iodure est supprimé.

16 août. — Malgré la suppression de l'iodure, l'urticaire a reparu pendant plusieurs jours. On prescrit de nouveau l'iodure. Les bandelettes de diachylon appliquées sur l'ulcère en complètent la guérison.

Observation 15. — *Syphilis non traitée par les spécifiques. — Santé excellente pendant 6 ans, puis ulcères tertiaires du gosier.* (Service de M. Fournier.)

Mme X..., âgée de 29 ans, se présente, en mars 1874, à la consultation de l'hôpital de Lourcine.

D'une constitution peu robuste, Mme X... présente tous les attributs du tempérament nerveux.

Il y a 8 ans, elle contracta la syphilis d'un accident initial, dont elle n'a pas gardé le souvenir, mais elle eut des plaques muqueuses, et ce fut environ deux mois après leur apparition, qu'elle consulta un médecin; elle présentait à ce moment une éruption généralisée, constituée à la paume des mains par des squames; elle entre à l'hôpital de Lourcine dans le service de M. Desprès, où elle fut traitée sans spécifiques. Resta 6 ans sans accidents. Puis, il y a 20 mois, commença à souffrir de la gorge, et n'a cessé depuis jusqu'aujourd'hui. Nous constatons, par l'examen des parties, une destruction complète de la luette et des tonsilles.

Il y a 1 mois seulement que Mme X... a commencé l'usage des spécifiques.

Il y a 5, 4 et 3 ans, cette dame eut 3 enfants à terme, mais mort-nés.

Observation 18. — *Chancre primitif en 1868, pas de traitement; 5 ans plus tard, carie nasale.* (Service de M. Dron.)

G ..., clerc de notaire, âgé de 27 ans, né à Aix, tempérament lymphatique, constitution robuste, entre le 18 juin 1873 à l'Antiquaille, salle Saint-Maurice.

En 1868, eut un chancre induré à la verge; il ne le traita que par des remèdes locaux et n'observa pas d'éruption généralisée; mais, 15 jours après la guérison de l'accident primitif, souffrit de plaques muqueuses à l'anus; pas de traitement.

1870, 2 ans après, paraît sur les jambes une éruption confluente, probablement pustuleuse, et qui a laissé des traces blanches et pigmentées de tissu inodulaire. Peu après, vinrent des plaques muqueuses aux lèvres.

En 1873, au commencement de l'année, débuta l'affection pour laquelle il entre aujourd'hui ; 2 fragments d'os s'éliminent par les narines. Depuis ce moment, la suppuration s'est établie dans cet organe; le jetage est clair, non purulent. On observe du côté droit, au niveau des os propres, une tuméfaction légère ; mais ce qui contriste le plus le sujet et ce qui l'a engagé surtout à se présenter dans le service, c'est un ozène épouvantable qui rend son voisinage intolérable et l'empêche absolument de se livrer à l'exercice de sa profession.

La santé générale est excellente; pas de céphalalgie.

Ce jeune homme fut soumis à l'iodure de potassium à haute dose, continuée pendant plusieurs mois. De nombreux fragments osseux furent expulsés et la plus grande partie des cornets disparut. On prescrivit pour combattre l'ozène des lavages fréquents avec de l'eau additionnée avec de l'acide phénique, dont il fallut porter la dose à un degré très-élevé pour la rendre efficace.

Sort, trois mois après, grandement amélioré.

Observation 19. — *Chancre primitif à 36 ans. Pas de traitement. Ecthyma à 42 ans. Lupus syphilitique à 51 ans.* (Service de M. Lailler.)

Louis S..., 51 ans, hôpital Saint-Louis. Sujet de constitution robuste et paraissant exempt de scrofule ; pas d'antécédent authentique.

Il y a 75 ans, contracte à la verge un chancre extrêmement petit, bouton insignifiant dont il ne s'inquiéta pas, et qui disparut rapidement, spontanément, sans l'emploi d'aucun remède.

Quelque temps après, 6 mois environ, apparition d'une syphilide papuleuse qui dura 6 mois et disparut elle-même sans avoir été traitée.

6 ans environ après, survinrent sur tout le corps, et surtout aux fesses, une éruption dont S... compare les éléments à de gros furoncles; alors, seulement, il se rend dans un hôpital spécial, et suit, à Saint-Louis, dans le service de Bazin, un traitement au bi-iodure et à l'iodure de potassium.

6 ans se passèrent encore dans un état de santé satisfaisant; mais il y a 3 ans, débuta une syphilide pustulo-crustacée occupant le pubis et une grande partie de la verge. C'est pour cette affection, rebelle et persistante, qu'il entre aujourd'hui.

Dans les points indiqués, on remarque les altérations caractéristiques du lupus syphilitique : bords légèrement saillants, serpigineux, polycycliques, présentant une bordure, une traînée d'ulcérations recouvertes de croûtes; le centre de l'aine, circonscrite par les bords de l'ulcération , présente un tégument cicatriciel, décoloré, surtout la verge, dont l'aspect est des plus étrange, grâce à cette décoloration partielle.

Observation 20.— *Syphilis contractée en 1867; 2 ans après, ulcérations diverses; 6 ans après, ulcérations énormes en plusieurs points.* (Service de M. Letiévant.)

Mme J. G..., 31 ans, née à Les Roches, couturière à Genève, entrée le 13 août 1873, a eu dans son enfance divers accidents scrofuleux, adénite sous-maxillaire, ophtalmie, croûtes dans les cheveux; à 12 ans eut une fièvre paludéenne; à 16 ans fut menstruée; les règles parurent 2 mois puis cessèrent; à ce moment parut sur le cuir chevelu une éruption qui passa quand les règles se montrèrent de nouveau et restèrent régulières.

A 20 ans se maria, eut deux fausses couches à 2 mois en l'espace de 4 ans, la 1re à la suite d'un traumatisme, la 2e sans cause connue.

Il y a 6 ans, à Paris, son mari ayant eu des rapports avec d'autres femmes, elle éprouva: 1° une blennorrhagie qui provoquait de vives douleurs pendant la miction; 2° un adème assez considérable des deux lèvres surtout la droite, avec démangeaison, puis parut une éruption probablement de plaques muqueuses qu'elle dit confluente sur les lèvres et le pourtour de l'anus. Elle ne se rappelle pas avoir eu d'éruption générale sur le corps.

Ce ne fut qu'au bout de 8 mois qu'elle consulta un médecin, elle n'a jamais pris de mercure. — Elle eut peu après un abcès dans la lèvre gauche.

Il y a deux ans, fut atteinte d'ulcérations périorbitaires à droite qui se cicatrisèrent au bout de 2 mois et ont laissé des cicatrices blanches déprimées avec quelques brides.

Quelques mois plus tard, elle eut sur le cuir chevelu, région occipitale à gauche, une ulcération qui sécrétait beaucoup et dura plusieurs années après lesquelles elle guérit spontanément.

Il y a un an, en été, souffrit beaucoup du gosier, les douleurs étaient assez vives.

En octobre, vit sur le genou droit se déclarer une ulcération profonde, étendue, qui aujourd'hui n'est pas encore guérie.

Enfin, il y a 3 semaines à un mois, les ulcérations de la face reparurent au niveau du sourcil droit.

Actuellement sur la région interne du genou droit se voit une ulcération présentant : une forme irrégulière plus ou moins arrondie ; des bords hémicycliques formés de petits hiles avec quelques languettes de peau à fond irrégulier, déprimé, avec quelques gros bourgeons et du pus ; au pourtour peau violacée, amincie.

Tout le pli poplité est occupé par une ulcération semblable allongée à bords hémisphériques, peau violette bleuâtre. — Douleurs assez vives.

Sur le front, on voit une zône d'infiltration, dure, rouge vif, assez étendue ; au centre 2 ou 3 petites ulcérations.

Observation 24. — *Chancre primitif en 1868. Pas de traitement spécifique. 4 ans après, perte de la cloison.* (Service de M. Dron.)

Auguste B..., âgé de 36 ans, né à Court, tisseur, entre le 14 mai 1873 dans le service de M. Dron, salle Saint-Pierre, n° 8.

Constitution lymphatique, peu robuste a eu dans son enfance une fièvre cérébrale ; a eu de nombreuses blennorrhagies.

En 1868, contracte des chancres à la verge, jamais de mercure, jamais aucun traitement interne, les accidents secondaires sont formellement niés, le malade présente de l'alopécie, mais il prétend que tout les membres de sa famille sont chauves héréditairement.

En mars 1872, débuta l'affection pour laquelle il entre aujourd'hui. Il vit survenir sur l'aile droite du nez un petit point rouge qui par une inflammation progressive envahit l'aile du nez tout entière en y provoquant une légère tuméfaction.

Pendant l'été 1872, douleurs vives dans l'intérieur des narines. Actuellement (mai 1873) on constate une large perforation de la cloison à la partie antérieure près du lobule ; le nez est dévié légèrement à droite. La peau qui recouvre l'aile droite est rouge-violacée couverte de petites croutes squameuses, dures, résistantes. Pas d'ozène, pas de ganglions engorgés. Santé générale, bonne, si l'on excepte une névralgie faciale.

Iodure de potassium, amélioration sensible.

Observation 50. — *Accident primitif non traité. Femme âgée. Ulcère de nature gommeuse, un an après la contamination.* (Service de M. Gailleton.)

Marie M..., âgée de 55 ans, entre au commencement de 1874, à l'Antiquaille, section des Chazeaux, pour une syphilis grave dont voici les anamnestiques :

Cette femme qui s'était toujours bien portée n'est plus réglée depuis 4 ans. Il y a 5 ans elle eut des rapports avec un jeune homme. Un mois ne s'était pas écoulé qu'elle vit survenir une éruption sur les parties génitales, le chancre a sans doute passé inaperçu, il n'y eut pas de plaques muqueuses de la gorge et l'éruption périgénitale disparut spontanément.

Un an après parurent sur les jambes, les cuisses, le dos, la poitrine d'énormes gommes qui ne tardèrent pas à s'ulcérer et laissèrent des cicatrices effroyables.

Celle que l'on remarque sur la cuisse gauche est particulièrement profonde, découpée à l'emporte-pièce, elle comprend la peau dans toute son épaisseur ; on voit même tendue d'un bout à l'autre de son grand diamètre qui est longitudinal une corde de peau restée saine au milieu de l'énorme ulcère et fixée seulement au tissu ambiant par ses deux extrémités. Mêmes cicatrices sur les jambes, la fesse, le dos, etc. Aujourd'hui persiste encore sur la malléole externe une perte de substance ulcéreuse à bords calleux, à fond déprimé et suppurant.

La profonde atteinte portée par la syphilis sur la constitution de Marie M... se manifeste encore par des désordres généraux spécialement une analgésie absolue, sur les mains, les bras, les seins. Perte d'appétit, céphalalgie, amaigrissement, etc.

Observation 58. — *Chancre syphilitique non traité suivi 5 mois après son début d'éruption gommeuse.* (Service de M. Lailler.)

Marie D..., 21 ans, observée en février 1874 à l'hospice Saint-Louis, présente les phénomènes suivants :

Elle est brune, petite, mais d'assez bonne constitution; c'est en novembre 1873 qu'elle fut atteinte pour la première fois d'accidents syphilitiques. Une éruption se manifesta sur les parties génitales et fut traitée au moyen de pommades insignifiantes prescrites par un herboriste. Trois semaines après, mal de gosier coïncidant avec une éruption généralisée et particulièrement confluente sur la face. Aucun remède ne lui est opposé. Cependant de nouveaux boutons paraissaient sans cesse, puis ils commencèrent à s'ulcérer.

Il y a un mois la malade présentait de nombreuses pustules de rupia avec perte de substance très-profonde parfaitement comparables à des gommes suppurées ; c'est surtout sur le front qu'elles revêtent cet aspect, il n'est pas possible de méconnaître la nature tuberculeuse de ces plaies anfractueuses, profondément creusées, présentant des étages multiples et donnant lieu à une abondante suppuration. La santé générale est altérée, il y a amenorrhée depuis 5 mois.

Pansement avec la poudre d'iodoforme ; traitement général avec pilules de proto-iodure.

CHAPITRE II

SYPHILIS MERCURIALISÉES « AB INITIO »

Après avoir exposé les caractères de la syphilis abandonnée à elle-même, abordons maintenant l'histoire de la vérole modifiée. C'est des changements que lui imprime la médication mercurielle que nous allons nous occuper. Suivant la division établie plus haut, nous examinerons tout d'abord les effets du traitement immédiat.

47 observations composent la présente série ; elles auront à répondre aux mêmes questions que les précédentes.

Signalons tout d'abord un fait digne de remarque : parmi nos 47 malades, nous ne trouvons que 2 femmes, et le lecteur n'en sera pas étonné s'il songe aux causes multiples qui peuvent en fournir l'explication : bénignité extrême du chancre chez la femme, facilité avec laquelle il échappe à son examen, ignorance des maladies vénériennes, sentiment de pudeur et de timidité exagérés, etc. Chez l'homme, au contraire, l'indifférence à la vue d'un accident primitif reconnaît surtout pour cause, ou la bénignité de cet accident ou l'intention bien arrêtée du thérapeute.

Aussi peut-on prévoir immédiatement que dans la catégorie qui nous occupe les chancres présenteront une moyenne de gravité plus élevée.

Si, par des calculs sur lesquels nous nous sommes déjà expliqué, nous recherchons quelle est en moyenne l'époque à laquelle a débuté la période tertiaire, nous obtenons un chiffre beaucoup plus élevé que celui de la série précédente.

Somme des résultats particuliers.........	360
Nombre de cas..........................	47
Moyenne obtenue.......................	7,660

Nous avions obtenu dans le chapitre précédent 4,2.

Ainsi, à en juger par ces résultats : *combattue par le mercure, la syphilis exigerait, pour arriver à la troisième période, un laps de temps considérable, atteignant presque le double de celui qu'il lui faut quand elle n'a pas à compter avec ce médicament.*

L'importance de cette donnée est capitale ; un fait indiscutable est acquis : *le mercure éloigne les accidents tertiaires.* Encore une fois, nous ne saurions dire s'il n'y a pas un bon nombre de ces cas dans lesquels ce retard suffise à les éloigner pour toujours ; cette question, nous l'avons déjà répété à plusieurs reprises, nous est interdite : il y a un retard dans l'apparition de la période des productions gommeuses ; tel est le seul fait que nous constations. Est-ce préjudice, est-ce gain pour le sujet? La question est complexe. Pour la résoudre, nous aurons à apprécier non-seulement la gravité de l'accident ultime tertiaire, mais encore le dossier de la période secondaire, dont nous venons de voir la durée, sinon effective du moins *virtuelle*, singulièrement augmentée.

Le recensement de nos 47 observations nous fournit le tableau suivant, relatif à la nature et à la fréquence des diverses lésions tertiaires.

Affections testiculaires........	7	ou 14,89	pour 100
— nerveuses..........	6	12,76	—
— osseuses...........	10	21,276	—
Gommes cutanées ou muqueuses	25	51,19	—

Il n'est pas besoin de considérer longuement ce tableau pour remarquer l'étonnante fréquence des accidents nerveux. Je ne reviendrai pas sur les remarques que j'ai développées dans le premier chapitre relativement à cette grande question des accidents nerveux du domaine de la syphilis tertiaire et de la probabilité de l'influence nocive de l'hydrargyre.

Cherchons maintenant, comme nous l'avons fait dans le chapitre précédent, quel est le nombre relatif des véroles tertiaires après des intervalles variés. Le calcul de la proportion pour 100 de tous les chiffres obtenus rendra facile la comparaison des présents résultats avec leurs parallèles des autres séries. Nous arrivons ainsi au tableau suivant:

Temps employé.	Proportion sur 47.	Proportion sur 100.
41 ans.	1	2,12
25 —	1	2,12
22 —	1	2,12
21 —	1	2,12
20	1	2,12

17 ans.	1	2,12
15 —	1	2,12
12 —	3	6,38
11 —	1	2,12
10 —	1	2,12
9 —	2	4,25
8 —	1	2,12
7 —	3	6,38
6 —	3	6,38
5 —	4	8,510
4 —	3	6,38
3 —	5	10,63
2 —	5	10,63
1 — 1/2	2	4,25
1 —	4	8,510
1 —	2	4,25

Ce tableau n'est que la démonstration par les détails du fait établi plus haut par la recherche de l'intervalle moyen. Le nombre des cas dans lesquels cet intervalle a atteint un chiffre extrêmement élevé, je dirai même insolite, est réellement considérable. 4 ont dépassé 20 ans, nous voyons l'un d'eux s'élever jusqu'à 41 ans ; de 20 ans à 10 ans, nous en comptons 7, proportion qui est de beaucoup supérieure à celle de notre première série, où des cas plus nombreux ne nous en fournissaient que 4. Inversement, la partie du tableau qui concerne les intervalles les moins étendus compte un nombre de cas de beaucoup supérieur. Une particularité suffira pour en donner une juste idée : les intervalles de moins d'un an sont au nombre de 10 dans la première série, c'est le chiffre le plus élevé du tableau ; dans notre seconde, leur nombre ne s'élève qu'à 2.

Voulons-nous rendre cette comparaison plus frappante ?

Établissons cette division, tout artificielle sans doute mais commode, dont nous nous sommes aidé dans notre premier chapitre, en trois périodes : la première commençant aux intervalles extrêmes jusqu'à ceux de 8 ans ; la deuxième de 8 ans à 4 ans, et la troisième de 4 ans à quelques mois, et plaçons en regard les chiffres représentant en centième la proportion du nombre des cas contenus pour ces périodes dans chacune de nos séries, nous obtenons ainsi le tableau suivant :

	Anhydrargyrisés.	Hydrargyrisés *ab initio.*
De ∞ à 8 ans.........	17	20
De 8 à 4 ans.........	15,2	21
De 4 à 0 ans.........	67,8	44

Les différences, comme on le voit, sont tranchées ; différence en plus pour les chiffres forts de notre deuxième série, différences en moins pour les chiffres faibles. La conclusion nous paraît donc établie d'une façon indiscutable : *le mercure repousse les accidents tertiaires*, et ce fait nous paraît d'autant plus probant que, comme nous l'avons déjà dit, à leur début du moins les véroles dont il s'agit dans ce chapitre se présentaient comme moins débonnaires, c'est-à-dire avec un accident initial présageant un cycle plus fâcheux.

Mais il ne suffit pas de nombrer les faits, il faut encore les peser.

Nous avons fait connaître les proportions suivant lesquelles se rencontre chacune des principales lésions tertiaires. Afin de faciliter cette analyse qualitative et de restreindre le champ des comparaisons, nous les redonnerons ici en les répartissant suivant les trois périodes : tardive, moyenne, précoce.

Première période, depuis les limites les plus éloignées jusqu'à 8 ans.

Affections testiculaires...............	2
— nerveuses.................	2
— osseuses...................	1
Gommes cutanées et muqueuses......	9
Total.........	14

Deuxième période, depuis 8 ans jusqu'à 4 ans.

Affections testiculaires...............	0
— nerveuses.................	0
— osseuses..................	5
Gommes cutanées ou muqueuses......	5
Total.........	10

Troisième période, depuis 4 ans jusqu'à 0.

Affections testiculaires...............	5
— nerveuses.................	4
— osseuses...................	4
Gommes cutanées ou muqueuses......	10
Total.........	23

Si, pour plus de simplicité, nous calculons la valeur pour 100 en chiffres, nous obtenons :

	1re période tardive.	2e période moyenne.	3e période hâtive.
Affections testiculaires.........	14,28	»	21,73
— nerveuses...........	14,28	»	17,3
— osseuses............	7,14	50	17,3
Gommes cutanées ou muqueuses	64,28	50	43,47

Il est aisé maintenant d'apprécier la gravité de l'ensemble des faits groupés dans chacune de ces périodes. Procédons par ordre.

La première, cette période tardive qui s'étend de 41 ans à 8 ans, présente-t-elle, comme son homologue de la première série, des exemples de lésions graves? Oui, et ils constituent pour nous la moitié des cas. Qu'on en juge! nous comprenons sous cette dénomination 2 cas d'orchite, 2 d'affection nerveuse, 2 de carie palatine, 1 d'ulcération phagédénique de la cavité buccale; gommes ou tubercules d'étendue variée, les autres nous semblent devoir être rangés parmi les cas bénins. Retenons donc ce fait, que nous formulerons ainsi : *Les mercurialisés* ab initio, *après une longue, voire une très-longue période de santé, peuvent être atteints d'accidents tertiaires soit graves, soit bénins.*

Nous avons noté dans notre premier chapitre un fait remarquable touchant la période moyenne : l'absence de toute lésion osseuse ou d'organe profond. Quelle étonnante modification imprime à la diathèse le médicament spécifique! C'est dans cette période moyenne de 4 années que nous voyons maintenant les lésions osseuses avec le plus de fréquence. Plus d'affection nerveuse, plus de tumeurs testiculaires! 2 accidents restent seuls en présence; ils ont leur siége dans le tissu osseux et dans les téguments; on les rencontre avec une égale fréquence. Dès lors, qu'est-il besoin de discuter la sévérité de cette période? Les maladies osseuses n'impliquent-elles pas dans la grande majorité des cas, une gravité réelle? C'est malheureusement ce que nous démontre une fois de plus l'examen détaillé de nos observations (destruction du nez, ozène, ostéite du frontal, etc.), qui, si l'on joint quelques faits de lésions cutanées ou muqueuses, constituent véritablement un effroyable bilan. Conclusion : *C'est de 4 ans à 8 ans après le chancre qu'un sujet mercurialisé* ab initio *doit craindre les accidents tertiaires les plus redoutables, et surtout ceux qui attaquent le système osseux.*

A la période des accidents précoces, les lésions du testicule, du système nerveux, des os, s'observent dans une égale proportion. Ce sont les gommes tégumentaires qui dominent. Mais, hâtons-nous de le dire, les 23 observations qui composent ce groupe nous présentent un ensemble de véroles des moins rassurants ; c'est à peine si nous en trouvons 4 ou 5 à noter comme bénignes. Nous signalerons particulièrement un cas que nous devons à l'obligeance de M. Ricordi, de Milan, et qui a trait à une syphilis cérébrale ayant entraîné la mort. A l'autopsie, on découvrit une gomme de la scissure de Sylvius.

Résumons-nous et mettons en regard les degrés respectifs de gravité des trois périodes de chacune de nos séries, nous obtenons le tableau suivant :

	Hydrargyriques *ab initio*.	Anhydrargyriques.
Première période, tardive...	Moyenne.	Moyenne.
Deuxième période, moyenne	Grave.	Bénigne.
Troisième période, précoce.	Grave.	Grave.

Tout commentaire serait inutile.

Les conclusions que nous avons formulées à la fin de notre premier chapitre, relativement à la gravité respective des trois stades de la syphilis, se retrouveront-elles vraies pour les cas qui nous occupent? Telle est la question que nous allons aborder maintenant. Un nouvel élément de comparaison entre nos deux séries nous est offert par cette recherche, doublement intéressante par conséquent, et au point de vue de la pratique et au point de vue de la théorie.

Les 47 observations qui composent cette série ne portent pas toutes la mention de la gravité de l'accident primitif. Nous avons élagué sans merci celles qui ne nous offraient pas des indications précises, quoique nombre de raisons permissent, sans trop de chances d'erreur, de les ranger parmi les cas bénins. Le champ de notre observation ainsi resserré, voici les remarques que nous avons faites :

1° Nous n'avons constaté que 5 fois la concordance absolue des trois périodes, 4 fois il s'agissait de véroles graves.

2° Comme nous l'avons dit plus haut, la proportion des chancres notés comme graves est considérable ; nous n'en comptons pas moins de 13.

3° Sur ces 13 chancres, soit phagédéniques, soit multiples, en un mot accompagnés de phénomènes locaux graves, 10 furent suivis de tertiaires de même intensité. Il n'en est pas de même des secondaires, qui se sont montrés plus fréquemment bénins. La conclusion légitime de ces faits est identiquement la même que celle que nous formulâmes dans notre premier chapitre. Nous disions, en effet : « En thèse générale, c'est à des accidents tertiaires graves que conduisent les chancres graves, même lorsqu'un laps de temps considérable s'écoule entre les deux périodes extrêmes. » Et nous constations de même que la période des accidents secondaires s'était le plus souvent fait remarquer par sa bénignité. En résumé donc : *La gravité du chancre implique celle des accidents tertiaires sans rien faire préjuger de celle des secondaires.*

Pareil calcul à propos des chancres spécialement désignés comme bénins, de petite étendue, de guérison spontanée, rapide, nous conduit aux résultats suivants, conclusions de tous points semblables à celles du chapitre précédent, savoir : *La bénignité du chancre n'implique en rien celle des accidents tertiaires, mais elle présage presque dans tous les cas celle des accidents secondaires.*

Comparés à un autre point de vue (celui du laps de temps écoulé entre les périodes extrêmes), les deux groupes de faits que nous venons d'examiner nous édifient une fois de plus sur les profondes dissemblances qu'ils présentent : *c'est en moyenne au bout de 6 ans et 7 mois que les sujets atteints de chancres graves mercurialisés* ab initio *voient survenir les accidents tertiaires.*

Que la vérole reconnaisse, au contraire, pour origine un accident léger, traité de la même façon; il ne lui faudra pas moins de 8 ans pour aboutir aux productions caractéristiques de la troisième période.

Déterminer l'importance pronostique des poussées secondaires sur la destinée ultérieure de la vérole, telle est l'étude qui logiquement doit succéder à celle de l'accident primitif.

a. *Si chez un syphilitique, soumis au mercure* ab initio, *les manifestations secondaires se montrent graves, elles annoncent le plus souvent, pour ne pas dire constamment, des tertiaires de même intensité.*

b. *On ne peut tirer aucune induction ayant quelque valeur pronostique de la bénignité des mêmes manifestations.*

NUMÉROS.	NOMS DES AUTEURS.	NOMS & PROFESSIONS DES MALADES.	SEXE.	AGE.	TEMPÉRAMENT. HYGIÈNE.	CHANCRE INITIAL. DATE. TRAITEMENT.	ACCIDENTS SECONDAIRES. DATE. — NATURE. — TRAITEMENT.	ACCIDENTS TERTIAIRES. DATE D'APPARITION. — NATURE.
				ans				
1	Personnelle 52	Ch.	H.	66	Taille colossale, bonne santé.	Chancre à 25 ans. Mercure.	Plaques du gosier et de l'anus. Mercure.	41 ans après le début de l'infection, ulcères de l'épaule et de la paupière, infiltration gommeuse, légère, vite guérie.
2	Bassereau 5	X.	H.	50	Constitution forte.	Chancre bénin, il y a 30 ans. Traitement mercuriel. Ne peut donner aucun détail sur la duree du traitement.	Aucun symptôme général durant 25 ans.	Depuis 5 ans, groupe tuberculeux sur l'épaule droite formant un grand cercle de 25 centimetres de diametre à centre violacé, écailleux.
3	Pers[lle] 49	B.	H.	50	Santé toujours excellente. Fils de rhumatisant.	A 24 ans, en 1848, eut un chancre pour lequel il fut saturé de mercure.	1849. — Eruption pustuleuse aux jambes. 1854-55. — Mal de gosier. 1864-65. — Ulcérations anales.	21 ans après le chancre, en 1869, le testicule commença à grossir. Il présente aujourd'hui tous les attributs du testicule syphilitique.
4	Id. 42	X., géomètre.	H.	44	Très-bonne santé antérieure.	A 29 ans, chancre induré qui s'accompagna d'adénites suppurées, lesquelles devinrent fongueuses. Traitement mercuriel.	?	10 ans après, mal de gosier, coryza, destruction du voile du palais, de la luette; les piliers se sont soudés très-haut sur le pharynx. Cachexie constatée la 14e année.
5	Id. 5	Félix C., mousselinier.	H.	45	»	A 23 ans, chancre sur la verge. Energiquement traité par le mercure dans un hôpital militaire.	Syphilide consécutive. Plaques muqueuses à l'anus. A 37 ans, se marie. Pas d'enfants.	Perforation du voile du palais et de la voûte palatine. Ulcérations du pharynx à 45 ans.
6	Fournier. 339	X.	H.	47	»	Chancre, il y a 20 ans. Traitement de quelques mois. Pilules de mercure et iodure. Depuis, rien.	Roséole, plaques à la gorge, maux de tête.	En 1871, gomme des bourses, syphilide ulcéreuse profonde de la verge.

NUMÉROS.	NOMS DES AUTEURS.	NOMS & PROFESSIONS DES MALADES.	SEXE.	AGE.	TEMPÉRAMENT. HYGIÈNE.	CHANCRE INITIAL. DATE. TRAITEMENT.	ACCIDENTS SECONDAIRES. DATE. — NATURE. — TRAITEMENT.	ACCIDENTS TERTIAIRES. DATE D'APPARITION. — NATURE.
7	Bassereau. 4	X.	H.	ans 42	Constitution très-affaiblie.	Chancre bénin il y a 15 ans. Légère cicatrice au prépuce. Pilules mercurielles pendant et après le chancre, durant un temps qu'il ne peut préciser.	Aucun symptôme général durant 1 an. Alors éruptions à la peau, qui se succèdent depuis 14 ans et laissent des cicatrices.	Syphilide tuberculeuse en cercle sur le menton et le front, cicatrices blanches et violettes sur le tronc et membres.
8	Pers[le] 37	G., crocheteur.	H.	38	A été infecté en Chine, étant soldat.	A 25 ans, prit en Chine plusieurs chancres. Traitement mercuriel.	Eruption pustuleuse généralisée.	A 37 ans, 12 ans après le chancre, petites gommes cutanées, suppurées, sur les fesses, les organes génitaux, etc. A 38 ans, sarcocèle syphilitique. Amélioration par iodure de potassium.
9	Id. 34	F.	H.	34	Bonne constitution.	A 17 ans, chancre. Mercure dès le début.	Eruption papuleuse, plaques muqueuses, impetigo. Mercure et iodure près de 3 ans.	Ecthyma, ulcères des jambes, 17 ans après le chancre. Iodure de potassium.
10	Id. 70	T., maçon.	H.	41	Constitution chétive, santé antérieurement bonne, a eu la variole il y a 20 ans.	Chancre, il y a 17 à 18 ans. N'a pris de pilules qu'après un mois de durée du chancre. N'avait encore eu aucun secondaire.	Des rougeurs sur le corps, mal à la gorge. Ne prit des pilules qu'un mois. S'est marié, il y a 7 ans, *sa femme n'a pas eu de fausse couche.* A 2 enfants en bonne santé.	Il y a 5 ans, ecthyma des jambes, puis au bras. Aujourd'hui revient pour une ulcération caractéristique de jambe.
11	Ricordi. 6	X.	H.	12	Lymphatique. Chancre pris en nourrice.	Chancre contracté en nourrice. Sirop de Gibert.	?	Carie de la voûte palatine, 12 ans après, en novembre 1873.
12	Pers[le] 65	Clément A.	H.	33	Châtain, robuste.	Il y a 12 ans, chancre de la grosseur d'un haricot. Met 2 mois à se cicatriser. Mercure.	6 mois après le chancre, éruption généralisée. Mercure et iodure.	11 ans après le chancre, troubles généraux, ulcères du nez.
13	Fournier. 102	X.	H.	»	»	En 1857, chancre. Dès le début, fit un traitement mercuriel intense régulier. 150 pilules de proto-iodure.	En 1857, syphilide papuleuse, alopécie, ulcérations amygdaliennes. En 1864, quelques taches de psoriasis. Mercure.	En 1866, 9 ans après le chancre, syphilis cérébrale, abasourdissement, vertiges.

NUMÉROS.	NOMS DES AUTEURS.	NOMS & PROFESSIONS DES MALADES.	SEXE.	AGE.	TEMPÉRAMENT. HYGIÈNE.	CHANCRE INITIAL. DATE. TRAITEMENT.	ACCIDENTS SECONDAIRES. DATE. — NATURE. — TRAITEMENT.	ACCIDENTS TERTIAIRES. DATE D'APPARITION. — NATURE.
				ans				
14	Pers[le] 57	M., commis-voyageur.	H.	42	Robuste, brun Infecté dans la Suisse-Italienne.	Chancre il y a 17 ans, à 25 ans. Pilules mercurielles dès le 3e jour du chancre, eut une salivation intense.	Alopécie, éruption papuleuse à éléments volumineux. Pas de mercure. Reste guéri 7 à 8 ans.	A 34 ans, hémiplégie. Plus tard, rétinite, atrophie papillaire.
15	Berkeley. 2	G. F.	H.	20	Lymphatique, bonne santé antérieure.	Chancre en décembre 1865. Mercure du 15 janvier 1866 au mois de mai.	Roséole, plaques érosives de la gorge, fissure de la langue. Mercure et iodure de potassium. Malgré cela, la langue reste malade pendant les années 1867-68-69-70.	En octobre 1873, gommes intralinguales dans la substance musculaire.
16	Pers[le] 90	P. Jean-Claude, cocher.	H.	28	Blond-châtain, aspect strumeux, jamais de maladies. Pas d'excès, ni vénériens, ni alcooliques, mauvaise nourriture, habitation humide.	Chancre contracté le 25 décembre 1866. Entre au Midi le 17 janvier 1867, où il fut soumis au mercure dès le 23e jour du chancre.	17 février. Roséole, plaques cuivrées considérables. 5 mars. Sort du Midi. Peu après syphilides de la langue, adénopathie sous-maxillaire. Ne reprit pas de mercure, depuis sa sortie du Midi.	Fin 1873. — Gommes dans l'épaisseur des lèvres. 3 paraissent à tour de rôle. Elles sont en voie de disparition, grâce à l'iodure. En même temps, hydrocèle et tuméfaction d'un testicule.
17	Roquette. 2	Georges de G.	H.	29	Lymphatique.	Chancre induré il y a 6 ans. Lavage au vin aromatique, calomel, pilules de Dupuytren.	Roséole et plaques muqueuses buccales 3 mois après. Il y avait eu interruption dans la prise des pilules. Le malade en fait de nouveau usage.	Au commencement de 1874, ce malade qui se croyait guéri ayant été à Luchon après 6 mois de traitement, vient me consulter pour la première fois pour des exostoses au tibia droit.
18	Bassereau. 2	X.	H.	37	Robuste, cheveux noirs.	Chancre au prépuce il y a 7 ans. 20 pilules protoiod. hyd., 60 grammes de liqueur de Van-Swieten.	Assure n'avoir rien eu durant 7 ans. Marié 2 ans après le chancre, femme et deux enfants sains.	Syphilis tuberculeuse disséminée sur la face, tronc, membres, aperçue depuis 5 mois. Testicule droit syphilitique.

NUMÉROS.	NOMS DES AUTEURS.	NOMS & PROFESSIONS DES MALADES.	SEXE.	AGE.	TEMPÉRAMENT. HYGIÈNE.	CHANCRE INITIAL. DATE. TRAITEMENT.	ACCIDENTS SECONDAIRES. DATE. — NATURE. — TRAITEMENT.	ACCIDENTS TERTIAIRES. DATE D'APPARITION. — NATURE.
				ans				
19	Pers[le] 121	Pierre D.	H.	35	Scrofuleuse, commencem[ent] de cicatrices, scrofuleux.	Chancre à 24 ans, de petit volume. Vit un médecin 15 jours après s'en être aperçu et prit du mercure dès cette époque, environ 10 pilules.	Méconnus.	A 31 ans, survient sur le front, au-dessus de l'orbite, une tumeur gommeuse qui s'ouvre spontanément; en même temps, même lésion sur le sternum et ulcères de jambes qui durent encore.
20	Id. 30	D., grillageur.	H.	31	Mauvaise santé antérieure, a eu la teigne (favus) sujet aux gastralgies.	Chancre à 24 ans. Très-petit, insignifiant, cautérisé dès son début, puis traitement mercuriel général par pilules.	2 mois après le chancre, plaques à l'anus et au gosier, éruption cutanée fort bénigne. Le mercure est continué jusqu'à guérison complète.	6 ans après le chancre, gonflement du nez, ozène, quelques symptômes généraux. Élimination de plusieurs morceaux d'os. En 1873, large perforation de la cloison, aplatissement du nez.
21	Id. 102	O. Louis-Jules.	H.	31	Brun, bonne constitution, quelques excès de vin. Pas de privation.	Il y a 12 ans, chancre à la verge fort étendu. Entra au Midi 15 jours après son début; n'ayant aucune éruption, et fit dès ce moment un traitement mercuriel pendant plusieurs mois.	Ne se rappelle pas d'autre éruption qu'un rupia, 10 mois après le chancre, ayant laissé des traces peu significatives. Séjour de 18 mois au Midi pour la guérison de son chancre et de cette éruption. 1 an ou 2 après le chancre, s'est marié. A eu 2 enfants, l'un mort-né, l'autre est mort à 6 ans 1/2, de la fièvre typhoïde. Mercure.	6 ans après le chancre, commence l'affection du nez qui, depuis cette époque, a amené une destruction de tout le lobule. Les os propres sont sains. Plus de cloison, ozène très-prononcé. Pas d'ulcère actuellement. Iodure de potassium.
22	Diday. 9	J.	H.	45	Mixte.	Chancre en 1854. Traité, dès le 15e jour, par M. Rodet, au mercure, pilules de Dupuytren.	Accidents secondaires ordinaires. Traité par M. Rodet. Mercure et iodure de potassium.	En 1859, exostoses au front et au cubitus, puis aux tibias, douloureux et rhinite, guéris par iodure. Les exostoses ont persisté en partie, mais depuis longtemps ne sont plus douloureuses.
23	Fournier. 12	X.	H.	»	»	Chancre en 1864. Traité, dès le début, par M. Puche.	Plaques buccales multiples. Corona veneris. Traitement interne.	En 1869, ozène, carie multiple de tous les os du nez.

NUMÉROS.	NOMS DES AUTEURS.	NOMS & PROFESSIONS DES MALADES.	SEXE.	AGE.	TEMPÉRAMENT. HYGIÈNE.	CHANCRE INITIAL. DATE. TRAITEMENT.	ACCIDENTS SECONDAIRES. DATE. — NATURE. — TRAITEMENT.	ACCIDENTS TERTIAIRES. DATE D'APPARITION. — NATURE.
				ans				
24	Pers[le] 103	Maximilien D., comptable.	H.	44	Bonne constitution, grand, brun.	Il y a 8 ans, contracte la vérole par un chancre très-étendu de la verge. Traitement mercuriel avant l'apparition de la roséole, par pansements du chancre à l'onguent mercuriel double.	Roséole de courte durée, sans symptômes généraux. Prend du mercure jusqu'à salivation. Mercure.	3 mois après le chancre, débute une éruption d'ecthyma qui dure 1 an. 5 ans après le chancre, infiltration gommeuse de la face, qui dure encore après avoir détruit la lèvre inférieure entière et tout le lobule du nez. Les os propres sains. Iodure de potassium.
25	Langlebert. 1	Paul, peintre.	H.	»	Constitution bonne, assez forte. Tempérament sanguin.	En 1868, 2 chancres indurés près du frein. Pommade au calomel traitement général seulement, commencé immédiatement.	Roséole 6 semaines après le début des chancres. 2 mois après environ, plaques muqueuses à la gorge et à la langue, lesquelles se sont reproduites à divers intervalles pendant 5 ans. Sublimé.— Iodure de potassium.	Périostite gommeuse au tibia gauche en septembre 1873. Suppuration et traitement de l'ulcération consécutive avec de la teinture d'iode étendue d'eau. 10 °/₀ d'eau; cicatrisation le 25 novembre. Iodure de potassium. — Arséniate de soude. Le traitement continue. Il reste encore sur la langue des plaques grisâtres légèrement ulcérées (psoriasis muqueux au 25 novembre 1873).
26	Diday. 4	Mariette.	F.	30	Faible, lymphatique, pas d'excès vénériens.	Chancre en 1864. Traité dès le début très-énergiquement par mercure et iodure.	Accidents secondaires, très-souvent interrompus, puis repris.	En 1868, ulcères profonds de la paroi postérieure du pharynx. Récidivés plusieurs fois malgré iod. Perforation de la cloison.
27	Berkeley 4	C. J. S.	H.	17	Robuste, sanguin.	Chancre en avril 1869. Mercure administré dès juillet et fort bien toléré. Pris avec régularité.	En août 1869, roséole papuleuse. Squames palmaires. Guérison rapide.	Sarcocèle mai 1873. En décembre 1873, gomme du muscle quadriceps de la cuisse, juste au-dessus du genou.
28	D. Mollière. 8	Fleury V.	H.	37	Bonne constitution.	Chancre il y a 15 ans, pris au Sénégal. Proto-iodure dès le début.	1 an après le chancre, plaques muqueuses du scrotum. Traité par iodure de potassium.	8 ans après, orchite syphilitique. Hydrocèle. Guérison par iodure.

NUMÉROS.	NOMS DES AUTEURS.	NOMS & PROFESSIONS DES MALADES.	SEXE.	AGE.	TEMPÉRAMENT. HYGIÈNE.	CHANCRE INITIAL. DATE. TRAITEMENT.	ACCIDENTS SECONDAIRES. DATE. — NATURE. — TRAITEMENT.	ACCIDENTS TERTIAIRES. DATE D'APPARITION. — NATURE.
29	Diday. 5	P.	H.	ans 56	Robuste, sanguin.	Chancre lingual en 1849. Traitement par quelques pilules et de l'iodure.	Inaperçu.	Exostoses tibiales excessivement douloureuses en 1852. Palliées par l'iodure, elles ne furent définitivement guéries que par l'hydrargyre.
30	Fournier. 3	X.	H.	»	»	Chancre induré moyen, décembre 1868. Avec le début du chancre commence un traitement mercuriel de 1 à 7 pilules de proto-iodure par jour, pendant 6 semaines.	Plaques amygdaliennes. 1869. — 40 pilules. 1870. — 20 pilules.	1871. Sarcocèle. 1872. Exostose tibiale. Iodure et pilules.
31	Pers^le 1	G., tisseur.	H.	»	Petit, chétif. Bonne.	En 1870, *chancre phagédénique*. Mercure dès le 15e jour.	?	2 ans après le chancre, ulcération gommeuse du dos du nez, à répétition. Guérison par iodure.
32	Id. 46	P. D., marbrier.	H.	28	»	Chancre à 25 ans. Traité par le mercure à son 15e jour.	Pas d'éruptions cutanées, mais plaques muqueuses de la gorge, alopécie.	Ecthyma en divers points, adénopathie généralisée, céphalée intense.
33	H. Mollière. 11	Ant. B.	H.	32	Fort, vigoureux.	Chancre très-petit, il y a 8 ans. Traité, dès le début, par le proto-iodure.	Eruption papuleuse très-rebelle, qui dura 9 mois et qui fut traitée par le proto-iodure.	3 ans après le chancre, névralgies, céphalalgies violentes, puis hémiplégie gauche.
35	Fournier. 1070	X.	H.	24	»	Chancre en avril 1863. Traitement mercuriel immédiat. Iodure de potassium 15 grammes.	Plaques à l'anus, à la gorge. Sirop de Gibert, 2 mois.	En 1865, hémiplégie droite.
36	Pers^le 85	Charles E.	H.	25	Scrofuleux, eut autrefois des ostéites. Maigre et petit. Châtain. Alcoolisme.	Septembre 1871, chancre à la verge *phagédénique*, a duré 4 ou 5 mois. Mercure donné 3 semaines après son apparition.	Ne vinrent que 6 mois après, dit-il, rougeurs, boutons, mal de gosier. On donne du mercure et de l'iodure. Durée des accidents, 2 mois.	En décembre 1873, éruption de très-petites gommes de la peau ressemblant aux plaques muqueuses de la peau de Bazin. Ulcère plus considérable sur la jambe droite. Iodure.

NUMÉROS.	NOMS DES AUTEURS.	NOMS & PROFESSIONS DES MALADES.	SEXE.	AGE.	TEMPÉRAMENT. HYGIÈNE.	CHANCRE INITIAL. DATE. TRAITEMENT.	ACCIDENTS SECONDAIRES. DATE. — NATURE. — TRAITEMENT.	ACCIDENTS TERTIAIRES. DATE D'APPARITION. — NATURE.
				ans				
37	Profeta. 4	C. François.	H.	29	Sanguin, sujet fort.	A 26 ans, chancre à la verge pris en Californie. Traitement mercuriel et cautérisation.	12 mois après, accidents secondaires, c'est-à-dire papules en quelques régions, plaques muqueuses, alopécie. Frictions mercurielles et pilules de Ricord pendant 3 mois.	5 mois après les accidents secondaires, qui n'étaient pas encore guéris, sont compliqués par les accidents tertiaires. Sarcocèle du côté droit, gommes exulcérées aux bourses, périostose.
38	Roquette. 9	Gustave A.	H.	27	Sanguin.	Chancre induré il y a 2 ans. Traité au mercure.	Quelques plaques muqueuses pharyngiennes seulement 7 mois après. Traitement mercuriel 6 mois, au bout desquels le malade cesse tout traitement.	Le 15 janvier 1874, vient me consulter pour un magnifique sarcocèle syphilitique.
39	Pers[le] 32	G., tisseur.	H.	27	Petit, chétif, scrofuleux.	Chancre phagédénique. Mercure dès le 15e jour.	Rien.	Infiltration tuberculeuse du dos du nez, mais assez légère, 2 ans après le début.
40	Berkeley. 3	W. M.	H.	33	»	Chancre en mai 1865. Mercure pris en quantité inconnue avant tout symptôme général.	Rupia ulcéré. En décembre 1865, alopécie, ulcère de la gorge.	En novembre 1866, crises épileptiformes. En avril 1867, albuminurie considérable. En janvier 1868, mort. Autopsie. Gomme de la scissure de Sylvius.
41	Ricordi. 10	X.	H.	27	Nerveux, sanguin.	Mai 1872, chancre. Traitement mercuriel local et général.	Syphilis pustuleuse et papuleuse générale, octobre 1872. 2me traitement mercuriel iodique.	En décembre 1873, gommes, ulcère à la gorge.
42	Diday. 3	J. H. G....	H.	25	Bonne, nerveux.	Chancre en mai 1872. 180 pilules dès le début, puis iodure.	Accidents secondaires dans le délai terme-moyen, avec éruption générale. Sirop de Boutigny et de Gibert.	En avril 1873, plusieurs ulcères aux membres inférieurs et au dos.
43	Id. 7	J. H., voyageur.	H.	30	Constitution assez forte, mixte, blond.	Chancre en janvier 1867. Traité de suite par la liqueur de Van-Swieten, puis par proto-iodure et ensuite iodure prescrit par Calvo.	Faibles quoique hâtifs, sans transition avec les tertiaires. Traitement mixte.	Larges ecthymas ulcérés aux jambes. Quelques mois après, en 1868, gommes à la langue. Injections Liégeois; en même temps rhinite, anamnésie, aphasie.

NUMÉROS.	NOMS DES AUTEURS.	NOMS & PROFESSIONS DES MALADES.	SEXE.	AGE.	TEMPÉRAMENT. HYGIÈNE.	CHANCRE INITIAL. DATE. TRAITEMENT.	ACCIDENTS SECONDAIRES. DATE. — NATURE. — TRAITEMENT.	ACCIDENTS TERTIAIRES. DATE D'APPARITION. — NATURE.
				ans				
44	Pers[le] 81	F. Louis, doreur, (de la Savoie).	H.	33	Très-bonne santé, quoique peu robuste. Pas de vices héréditaires.	Chancre étendu en 1863. Au 15e jour entre chez M. Simonnet qui le traite au mercure; il en sort 7 semaines après son entrée au Midi n'ayant aucune éruption. Traitement mercuriel.	3 mois après sa sortie, mal de gorge qui dura 15 jours, et dont il ne fut traité que localement. Rien.	En 1864, commencèrent des ulcérations du cou qui n'ont guéri que partiellement depuis et ont laissé des cicatrices très-étendues. Il entre encore aujourd'hui pour un lupus syphilitique de la même région.
45	Roquette. 17	Angèle C.	F.	27	»	A 25 ans, contracte un chancre dont elle est soignée à Tours. Traitement mercuriel.	Aucun accident secondaire apparent. Mercure durant 8 à 10 mois.	2 ans après le chancre, céphalalgie, douleurs ostéocopes, ostéites des os du nez, gonflement considérable et déformation de cet organe.
46	Diday. 1	X.	H.	33	Bon, mixte.	1er novembre 1872. Dès le début, pilules de Ricord, continuées 8 mois.	Fin décembre, roséole. Traitement continué et fumigation cinabre.	Rupias au coude et au cuir chevelu, en mai 1873.
47	Pers[le] 45	François B., teinturier.	H.	53	Très-fort, robuste.	Chancre il y a 1 an. Dès le 8e jour, on lui administra le mercure.	Eruption. — Mercure.	Douleurs ostéocopes, rhumatoïdes. Irido-choroïdite. Hémiplégie.

Observation 8. — *Chancre contracté en Chine. Traitement immédiat. Quelques années après, sarcocèle.* (Service de M. Dron.)

G..., âgé de 38 ans, crocheteur, né à la Guillotière. Entré, le 9 septembre, dans la salle Saint-Bonaventure.

Il y a 20 ans eut des chancres qui furent sa première maladie vénérienne ; ils donnèrent lieu à 2 bubons, l'un à droite, l'autre à gauche, qui suppurèrent.

En 1860 et 1861 était en Chine, eut des rapports avec une indigène qui lui transmit des chancres à la verge, puis, à la suite, 1 mois après les 6 ou 7 chancres de la verge, des boutons sur le tronc. Ils ont laissé des traces blanches en forme d'ellipses très-allongées, avec cicatrices légèrement gaufrées. Pas de mal au gosier. Il se souvient très-bien qu'on lui fit prendre des pilules alors qu'il n'avait que les chancres.

En 1872, suivit à la consultation de l'Antiquaille, un traitement pour de petits tubercules cutanés entrés en suppuration. Il en avait un certain nombre sur les fesses, et de plus, sur le fourreau une ulcération, suite de gommes suppurées probablement, qui a laissé une cicatrice blanchâtre. Quelques-uns de ces accidents, du reste, persistent encore aujourd'hui (cou, seins, épaules, etc.).

Il y a 12 jours, sans qu'il ait le moindre écoulement uréthral, sans traumatisme, s'aperçut que sa partie gauche prenait un développement considérable. Du reste, pas de douleur, si ce n'est la sensation d'une masse plus pesante que normalement, un peu sensible à la pression. Il a fait des frictions avec la pommade de calomel et des applications d'eau blanche.

On constate à l'examen un épanchement assez notable dans la vaginale et une tuméfaction de l'épididyme, mais en même temps, un engorgement réel du cordon.

10 septembre 1373 : iodure de potassium, 2 grammes ; tisane de saponaire ; pommade iodurée.

28 septembre, amélioration considérable.

Observation 9. — *Chancre, il y a 17 ans. Traitement immédiat. Aujourd'hui, gommes cutanées.* (Service de M. Dron.)

F..., 34 ans, employé de commerce, se présente à la consultation de l'Antiquaille.

Il y a 17 ans, contracta la vérole dont il fut traité par M. Diday. Quand il fut chez le docteur, il avait un chancre seulement, à son début ; le docteur lui ordonna des pilules du vin aromatique et de la pommade de calomel.

2 mois après, il avait des plaques rouges avec croûtes sur tout le corps et mal de gosier, et sur la tête un impetigo syphilitique qui dura 3 mois. L'iodure fut administré et guérit tout cela. Le traitement fut continué pendant 3 ans à peu près ; il était fait très-irrégulièrement.

Depuis ce moment, il n'eut rien ; quelques boutons sans caractère qui disparaissaient seuls. Il y a cinq mois : ecthymas de la jambe gauche, puis 3 ou 4 petites gommes ont paru et ont déterminé une ulcération assez profonde.

Actuellement on trouve, 1° des points tuberculeux franchement tuméfiés, 2° tout au près, des points autrefois ulcérés, qui ont plus ou moins été cicatrisés et qui sont déprimés, 3° des points recouverts de grosses croûtes impétigineuses sur le front.

Enfin, sur l'humérus gauche, nous trouvons une ostéophyte à l'extrémité inférieure, entre les deux tubérosités. Il est assez saillant et pointu.

Observation 20. — *Chancre traité immédiatement. Carie nasale 6 ans après.* (Service de M. Dron.)

D..., âgé de 31 ans, né à Fogaron (Haute-Garonne),

grillageur, entré le 14 août 1873 dans la salle Saint-Bonaventure.

Dans son enfance, eût la teigne, plus tard souffrit d'une gastralgie, qui, dit-il, ne l'a pas encore abandonné.

En 1865, eut un chancre sur le fourreau, survenu une dizaine de jours après un dernier coït, lequel avait été précédé de plusieurs autres. *Il était très-petit*, du volume d'une tête d'épingle ; il fut brûlé dès le commencement au nitrate d'argent. Il s'accompagna d'adénites inguinales qui ne suppurèrent pas. Dès le début il fut soigné par un médecin d'Epinal qui lui fit prendre des pilules de mercure.

Deux mois environ après la disparition du chancre, parurent des plaques à l'anus et au gosier. Le malade eut de plus une éruption cutanée fort bénigne et sur laquelle il ne donne que très-peu de renseignements. Les pilules furent continuées jusqu'à guérison complète.

En 1869, eut des douleurs rhumatismales qu'il attribue aux fatigues et aux imprudences anti-hygiéniques de sa profession. Il était à cette époque colporteur et souvent s'endormait, vaincu par la fatigue, sur le bord des chemins.

Dès le printemps 1871, commença à souffrir du nez. Il s'y formait continuellement des croûtes considérables. Le nez présentait extérieurement un gonflement notable, mauvaise odeur, diminution des forces. Au bout de 2 ou 3 mois, sortent à plusieurs reprises quelques parcelles osseuses pendant qu'il se mouchait. L'affection continue jusqu'en mai 1873, époque à partir de laquelle il n'y eut plus d'élimination de séquestre.

Actuellement, août 1873, on constate : extérieurement un aplatissement du nez vers sa partie moyenne en même temps que le dos de l'organe paraît plus large.

Intérieurement, se voit une très-vaste perforation commençant à 1 centimètre du bord antérieur de la cloison et large d'au moins 3 centimètres.

Observation 28. — *Chancre contracté au Sénégal. Traitement mercuriel immédiat. Sarcocèle double syphilitique.* (Communiqué par M. Daniel Mollière, chirurgien en chef désigné de l'Hôtel-Dieu.)

Fleury V..., né à Sérézin (Isère), couverturier, 37 ans, de constitution bonne, entré le 3 août 1873 dans la salle Saint-Sacerdos.

F. V... étant au Sénégal contracta une affection vénérienne. Il eut une blennorrhagie et en même temps des excoriations dans le sillon balano-préputial. Traitement avec le proto-iodure de mercure. Un an après, apparurent des plaques muqueuses au scrotum, qui disparurent après un traitement par l'iodure de potassium pendant un mois. Aucune autre manifestation syphilitique.

Cet homme s'est marié 7 mois après avoir fini son congé.

Sa femme avorta 5 fois à 7 mois 1/2; le 6e enfant vint à terme et se porte toujours très-bien. Il a actuellement 7 ans. La grossesse put se terminer heureusement pour lui, mais la mère fut alitée tout le temps qu'elle le porta, par suite d'une tumeur blanche du genou qu'un traitement très-bien dirigé finit par guérir sans ankylose. Le genou n'avait d'ailleurs jamais suppuré; il resta un peu plus volumineux que du côté opposé, mais ne fut jamais douloureux. La guérison se maintint pendant 4 ans, époque à laquelle elle succomba d'anémie (?) dit-on, (probablement d'un cancer utérin) car elle eut des métrorrhagies répétées.

Il y a 8 ans environ le testicule gauche commença à grossir, le droit à son tour se prit il y a 2 ans. Il n'y a jamais eu de douleur. Du côté gauche également hernie inguinale facilement réductible et donnant une sensation de fausse fluctuation.

A l'examen on trouve à gauche une tumeur du volume

d'un œuf de dinde, fluctuante et transparente à sa partie supérieure, dure au contraire et résistante en bas. Pas de douleur à la pression. La sensibilité même des testicules a disparu à peu près ; on ne la retrouve qu'avec peine en certains points. L'organe est atrophié. Dilatation des vaisseaux dans la partie fluctuante. A droite, noyau d'induration au niveau de la tête de l'épididyme. Pas de liquide dans la vaginale.

4 août. — 0,50 centigr. d'iodure de potassium. On augmente chaque jour de 50 centigrammes. Tisane de salsepareille.

9 août. — Le malade est actuellement à 3 grammes d'iodure de potassium. La tumeur diminue. Il y a moins de tension. Volume d'un gros œuf de poule. Diamètre à la partie supérieure de la tumeur, 17 centimètres ; à la partie inférieure, 12 centimètres : ces deux parties sont séparées par une portion rétrécie.

Observation 30. — *Chancre phagédénique traité dès le début. Ulcérations du nez ultérieures.* (Service de M. Dron. — Observation rédigée par le malade dont nous respectons le style, sinon l'orthographe.)

G... Antoine. Vers la fin mars 1870, début ; j'aperçois une légère enflure du prépuce. Au bout de 15 jours, l'enflure devenant plus grave, je quitte mon travail et consulte M. Fabriquette, médecin au Chambon (Loire).

Le chancre était situé entre le filet et le gland. Il me brûla au crayon et ordonna du vin aromatique pour le pansement et 2 *pilules Dupuytren par jour avec tisane de salsepareille*. Après avoir été *brûlé* j'éprouvais beaucoup de peine à décalloter. J'y parvins cependant mais alors je ne pus plus ramener le prépuce sur le gland ce qui m'occasionna un paraphimosis ; peu de jours après un bubon parut qui me faisait tellement souffrir que je retournai chez le médecin qui m'ordonna une pommade dont j'ignore le nom et un cataplasme de farine de lin ; à mon grand étonnement je vis, après avoir fait les frictions, disparaître la glande comme elle est encore aujourd'hui sans ressentir aucune douleur. Dans cet intervalle le chancre pénétrait jusqu'au canal ; nouvelle visite au médecin qui changea mon pansement et m'ordonna du coaltar saponiné lequel ne fit qu'augmenter mon chancre en profondeur ; il s'élargit sur toute la surface du gland et atteignit le paraphimosis. On ne voyait plus qu'une vaste plaie, j'allai revoir le docteur qui m'ordonna *des bains de la verge avec de l'eau d'une rivière* qui passe à Saint-Chamond, eau très-froide. J'exécutai cette prescription.

J'ai éprouvé pendant trois mois des souffrances atroces. A cette époque, je tirai au sort. Je fus envoyé à Toulon et de là à l'hospice de Saint-Mandrier où j'ai reçu un nouveau traitement. On fendit largement ce qui restait de prépuce et l'on mit le gland à nu.

On me pansa avec de *l'alcool* ce qui me faisait rudement souffrir. Enfin au bout d'un mois la plaie de rouge devint blanche avec des plaques noires gangréneuses qui furent excisées. Le lendemain on m'amputait le gland n'en laissant qu'un centimètre environ, on me mit dans le canal une petite sonde pour me faire uriner. J'éprouvai dès ce moment un certain soulagement car je ne souffris plus pour uriner. (Pansement avec poudre de charbon, quinquina et camphre) mais toujours de nouvelles plaques gangréneuses se montraient et tous les jours on coupait ce qu'on pouvait avant le pansement.

La guérison ne faisait aucun progrès, on mit un citron décharné sur la plaie, le résultat fut très-bon ; comme je ne pouvais l'endurer, on ajouta du camphre au citron, cela m'a guéri totalement., entré le 4 novembre 1870 je sortis de Saint-Mandrier le 13 août 1871, bien guéri.

En 1872, G... entrait à l'Antiquaille pour une vaste ulcération gommeuse du lobule du nez. Il est sorti peu après, guéri par l'iodure de potassium.

En 1873, août. — Nouvelle ulcération à la même place, nouveau séjour, nouvelle guérison.

Observation 33. — *Chancre à 24 ans. Traitement immédiat. Accidents nerveux ultérieurs.* (Communiqué par M. Humbert Mollière, ex-chef de clinique médicale.)

B..., 32 ans, né à Varennes, demeurant à Saint-Denis-les-Cabannes, entré le 30 juillet 1873 dans la salle Sainte-Elisabeth.

Sa mère âgée de 73 ans en bonne santé. Père mort à 56 ans d'une gastrite. Plusieurs frères et sœurs en bonne santé, deux morts d'accidents. Jeune homme grand et d'apparence robuste. A 19 ans a eu un rhumatisme articulaire qui dura 7 semaines. Il en guérit bien. A 24 ans eut un chancre de petit volume qui fut dès le début traité par un chirurgien militaire au moyen de pilules de proto-iodure. Deux mois après environ parut une éruption qui paraît avoir été très-confluente et composée de papules d'assez grosse dimension ; il les appelle des plaques noires. En même temps mal de gosier, croûtes du cuir chevelu. Il en eut pour plus de 9 mois à se débarrasser de ces divers symptômes. Il n'avait pas cessé de prendre des pilules de proto-iodure. Il avait éprouvé des douleurs dans les membres et non dans la tête.

A 27 ans, il eut un accident qu'il appelle névralgie. Périodiquement tous les 15 jours il ressentait une douleur temporale gauche qui était fort intense et qu'il faisait aisément disparaître avec l'iodure de potassium. Pendant 18 mois cette douleur temporale ne se fit pas sentir et B... s'en croyait débarrassé, mais il la vit reparaître. Il insiste énergiquement sur l'efficacité de l'action de l'iodure.

« *Ma douleur, dit-il, durait ce que je la laissais durer.* » Et comme sa position nomade l'éloignait souvent des pharmaciens, elle durait parfois assez longtemps.

Il y a 2 mois, à 32 ans, il était occupé à son travail : un brouillard passe devant ses yeux et un fourmillement dans toutes les jointures du côté gauche. Pas de chûte, pas de perte de connaissance ; hémiplégie de tout le côté gauche, principalement le bras. L'akinésie était incomplète, la sensibilité bien conservée ; en même temps grande difficulté dans la parole. Il se remit à l'iodure. 3 semaines après une deuxième attaque bien plus forte que la première, avec cette fois une akinésie complète et impossibilité de parler distinctement. Encore on administre iodure et bromure et les désordres se réparent lentement.

Actuellement, le 18 août 73. — Facies cérébral, yeux largement ouverts, fixité du regard. Les globes sont pourtant bien mobiles ainsi que les paupières. La bouche est déviée, la commissure gauche est tirée en haut et en dehors. Sur tous ces points la sensibilité est normale. La luette est parfaitement rectiligne. La parole est lente, embarrassée. Le membre supérieur gauche présente les articulations du coude et du poignet fléchis légèrement. Au niveau de ces articulations à la face antérieure se voient les tendons des fléchisseurs tendus comme des cordes. Impuissance absolue de ce membre. Sensibilité normale.

Pour le membre inférieur gauche, il est revenu presqu'à l'état normal sans être cependant actuellement aussi fort que celui du côté droit. Sensibilité conservée.

Ralentissement des fonctions digestives, constipation, selles rares. Pas de céphalalgie.

CHAPITRE III

SYPHILIS MERCURIALISÉES « A SECUNDARIIS »

Soit indécision, soit méthode, nombre de spécialistes, aujourd'hui, pratiquent l'abstention durant la période qui précède la première affirmation généralisée de la maladie. Au premier acte, tandis que le chancre évolue, les soins locaux sont seuls mis en œuvre. Commence le second acte, éclate la diathèse ; c'est alors que le thérapeute fait appel à toutes les ressources de l'arsenal spécifique. D'un autre côté, beaucoup de malades ne s'adressent au médecin qu'à ce moment. Ils sont nombreux surtout parmi ceux qui fréquentent nos hôpitaux, classe oublieuse de l'hygiène et réfractaire à la pratique des soins corporels ; ils se soucient peu de porter un chancre, en admettant même qu'ils l'aient constaté et reconnu, et il ne faut rien moins que la période secondaire, avec son cortége de symptômes sérieux, souvent graves, et la rude atteinte qu'elle porte à la constitution, pour les conduire dans nos salles. Pour les femmes surtout, cette dernière circonstance méritait d'être mentionnée. On sait, en effet, et c'est un point qu'a magistralement mis en relief M. Fournier, combien d'épreuves leur réserve cette période.

On ne s'étonnera donc pas de voir le nombre des sujets composant notre troisième catégorie s'élever à un chiffre considérable. Nous en comptons, en effet, 112, parmi lesquels 45 femmes et 67 hommes. Nous rappelons que dans la précédente nous n'eûmes à mentionner que deux sujets du sexe féminin.

Nos lecteurs connaissent maintenant les recherches et les calculs que nous effectuons sur chacune de nos catégories; inutile donc de les exposer à nouveau. Je me bornerai à énoncer les résultats.

La recherche de l'intervalle moyen écoulé entre le premier acte et le troisième nous donne :

Somme des intervalles particuliers.......	345
Nombre des cas...........................	112
Moyenne obtenue.........................	3,08

Trois ans seulement! C'est la plus courte moyenne que nous ayons encore obtenue. La distance qui la sépare des précédentes est telle que nous ne craignons pas de la déclarer au-dessus de toute contestation, même en faisant bénévolement la part des erreurs involontaires qui auraient pu se glisser dans nos recherches. Mais quelle conclusion tirer de ce fait? La seule admissible est à ce point brutale et inattendue que l'on nous permettra bien d'hésiter et de nous en tenir à un prudent silence; il ne s'agirait, en effet, de rien moins que d'écrire la phrase suivante : ATTENDRE POUR MERCURIALISER UNE VÉROLE QU'ELLE SOIT ARRIVÉE A SON SECOND ACTE, C'EST HATER L'APPARITION DU TROISIÈME.

Ce n'est pourtant pas que notre collection de faits soit

privée de ces exemples peu ordinaires de longanimité du virus que nous avons relatés dans les chapitres précédents. Moins nombreux, sans doute, ils se retrouvent cependant, comme on en pourra juger par le tableau suivant :

Temps employé.	Proportion sur 112.	Proportion sur 100.
28 ans.	1	0,89
23 —	1	0,89
17 —	1	0,89
15 —	2	1,7
14 —	1	0,89
10 —	3	2,6
8 —	1	0,89
7 —	1	0,89
6 —	4	3,5
5 —	6	3,5
4 —	9	8,0
3 —	10	8,92
2 —	14	12,5
1	19	16,9
1 —	39	34,8

Il suffit de jeter les yeux sur ces chiffres pour être frappé de l'énorme augmentation de haut en bas des nombres des secondes colonnes, tandis que ceux de la première diminuent. Nulle autre série ne nous avait mis en présence de données aussi nettes, aussi significatives. Elles seront mieux appréciées encore grâce au résumé suivant, dans lequel nous les répartissons suivant une division connue :

Périodes.	Nombre réel de sujets.	Nombres pour 100.
Tardive, de ∞ à 8........	9	8
Moyenne, de 8 à 4........	12	10,7
Précoce, de 4 à 0........	91	81,3

Occupons-nous maintenant de rechercher quelles sont les manifestations tertiaires qui se montrent à si rapide échéance, quelle est leur gravité et dans quelle proportion elles incombent à chacune de nos trois périodes.

Sur le nombre total nous comptons :

Affections testiculaires	13	ou 11,60	pour 100
— nerveuses	17	15,1	—
— osseuses	28	25	—
Gommes cutanées ou muqueuses.	54	48,2	—

On voit que les gommes cutanées ou muqueuses, qui constituent une bonne partie de nos lésions bénignes, se présentent ici en moins grand nombre que dans nos précédents chapitres ; mais en revanche la proportion des affections nerveuses et osseuses, s'est de beaucoup accrue. D'une façon générale; nous pouvons donc dire que *l'ensemble de ce tableau est plus sombre que celui de nos autres séries*. Passons aux détails. Voici ces lésions, groupées d'après l'époque à laquelle elles apparaissent.

Période tardive de ∞ *à* 8.

Affections testiculaires	2
— nerveuses	1
— osseuses......................	4
Gommes cutanées ou muqueuses...........	2

Période moyenne de 8 *à* 4.

Affections testiculaires..................	2
— nerveuses......................	1
— osseuses......................	3
Gommes cutanées ou muqueuses..........	6

Troisième période de 4 à 0.

Affections testiculaires	9
— nerveuses	15
— osseuses	21
Gommes cutanées ou muqueuses	46

Si, pour plus de simplicité, nous calculons la valeur pour 100 de ces chiffres, nous obtenons :

Période	tardive.	Moyenne.	Précoce.
Affections testiculaires	22,2	16.6	9,8
— nerveuses	11,1	8,3	16,4
— osseuses	44,4	25	23
Gommes cutanées ou muqueuses	22,2	50	50,5

Plus d'un fait intéressant à signaler dans ce tableau. Et d'abord pour les *affections testiculaires*, il nous montrerait qu'elles sont *relativement plus fréquentes dans les périodes tardives.* L'éloquence des chiffres 9, 16, 22, s'échelonnant avec régularité, en raison directe de l'intervalle, nous dispense d'insister. Il est bon cependant de faire remarquer que les différences numériques des trois périodes donnent dans ce cas la supériorité absolue à la période hâtive.

Pour les *affections nerveuses*, les différences sont, il est vrai, moins tranchées, mais n'en existent pas moins ; *c'est dans les quatre premières années de l'infection qu'on les voit se produire le plus souvent;* la proportion qui se trouve dans les autres périodes est néanmoins assez considérable.

C'est surtout au-delà de huit ans que le système osseux paie un tribut à la diathèse ; moins sévèrement frappé dans les deux autres périodes, ses lésions s'y rencontrent cependant dans la proportion de 25 pour 100.

La connaissance de ces particularités nous permet de porter maintenant un jugement sur la gravité respective de ces périodes, nous le formulerons en ces termes : féconde en lésions profondes, soit osseuses, soit parenchymateuses, exempte ou à peu près de ces accidents cutanés ou muqueux, signes débonnaires de la survivance de la diathèse, la période tardive présente certainement une gravité redoutable ; mais, d'autre part, nous trouvons dans la période précoce, outre trois exemples de cachexie suivie de mort, le plus grand nombre des lésions nerveuses. L'analyse des faits peu nombreux de notre période moyenne nous conduit à la marquer d'un coefficient de gravité à peu près égal. Que nos lecteurs en jugent :

	Période tardive.	Période moyenne.	Période hâtive.
Affections graves...	66,6	66,6	71 pour 100
— bénignes.	33,3	33,3	29 pour 100

Étranges résultats ! Les chiffres se croisent en sens si divers, que les déductions semblent insaisissables ! Essayons pourtant de conclure ! Il le faut ! Mais avec réserve, il ne le faut pas moins, nos lecteurs comprendront pourquoi.

a. *C'est en général au bout de trois ans que surviennent les manifestations tertiaires d'une vérole mercurialisée* a secundariis.

b. *Ces manifestations, toutes choses égales d'ailleurs, se montrent, quelle que soit l'époque à laquelle elles ap-*

paraissent, plus graves que celles qui atteignent les véroles non mercurialisées ou celles qui l'ont été ab initio.

Quelques mots maintenant sur les rapports de gravité qui unissent les trois périodes primitive, secondaire, tertiaire, telles que nous les montre cette dernière série d'observations.

1° Nous comptons 16 chancres notés comme graves, la plupart phagédéniques, bon nombre recueillis dans les colonies. A leur suite, 10 fois les accidents secondaires se sont montrés graves, 12 fois les tertiaires.

Conclusion : *Dans la grande majorité des cas, une vérole qui s'est d'emblée affirmée grave et à laquelle on n'oppose que l'hydrargyre* a secundariis *reste grave à toutes ses périodes.*

2° Sur 33 chancres absolument insignifiants et comme durée et comme étendue, nous ne comptons que 16 fois les accidents secondaires et 10 fois les tertiaires bénins. Ce qui nous permet d'écrire : *les accidents secondaires et tertiaires apparaissent avec une égale fréquence graves ou légers, à la suite des chancres bénins.*

3° S'agit-il d'apprécier l'influence exclusive de la poussée ou des poussées secondaires sur la destinée ultérieure de la maladie, voici les chiffres qui nous la révèlent : dans 68 cas, la seconde étape s'est montrée redoutable, redoutable aussi la troisième dans 51 d'entre eux. Ergo : *La gravité de la période secondaire implique presque sûrement celle de la tertiaire.*

4° Malheureusement, cette concordance cesse quand il s'agit d'accidents secondaires légers, car nous n'avons pas observé moins de 9 fois des lésions tertiaires graves sur 15 cas qui auraient été remarquables par la simplicité et la courte durée des premières jetées constitutionnelles. Cette fois encore, constatons donc que si la malignité engendre la malignité, *la bénignité d'une période ne saurait constituer ni une garantie, ni même une espérance.*

NUMÉROS.	NOMS DES AUTEURS.	NOMS & PROFESSIONS DES MALADES.	SEXE.	AGE.	TEMPÉRAMENT. HYGIÈNE.	CHANCRE INITIAL. DATE. TRAITEMENT.	ACCIDENTS SECONDAIRES. DATE. — NATURE. — TRAITEMENT.	ACCIDENTS TERTIAIRES. DATE D'APPARITION. — NATURE.
1	Pers[le] 62	Marie G., couturière.	F.	ans 65	Brune, petite. Vivant à la campagne.	Chancre sur le sein communiqué par un nourrisson.	Eruptions généralisées. Beaucoup de mercure.	Destruction de la cloison et du voile du palais, embarras de la parole et de la déglutition.
2	Proleta. 10	G. Charles.	H.	46	Constitution forte. Tempér[t] sanguin.	Chancre à la bouche à 23 ans. Pas de traitement spécifique.	4 mois après, plusieurs accidents secondaires qui durèrent 2 ans; entr'autres le malade se rappelle une aphonie complète, plaques du gosier, iritis, adénites. Frictions mercurielles— Bois sudorifiques.	En 1873, à l'âge de 46 ans, sarcocèle du côté droit, hépatite avec ictère. Traitement mercuriel et iodique pendant 3 mois. Guérison.
3	Requette. 5	Jacq. B.	H.	51	Nervoso-sanguin.	A eu, il y a 15 ou 16 ans, un chancre soigné à Paris, alors qu'il était étudiant. Soins purement locaux.	6 semaines après, accidents secondaires, soigné par Vidal de Cassis, 8 mois de traitement. Pilules de Dupuytren et iodure de potassium.	Gonflement du nez tenant à une ostéite bien caractérisée pour laquelle le malade me consulta le 17 janvier 1874. Amélioration prompte, puis disparition des ulcères par l'iodure potassique que le malade n'avait pris autrefois que pendant 2 mois.
4	Diday. 2	X., américain.	H.	51	Santé bonne, nerveux.	Chancre en 1858. Pas de traitement.	Accidents secondaires ordinaires, dans le délai ordinaire, traités dès leur début. Iodure et mercure. Plus tard : iritis.	A eu une fièvre intermittente. rebelle et hépatite, depuis août 1872, qui a duré un an. En avril 1873, 2 gommes au cou et au thorax.
5	Pers[le] 100	L., blanchisseuse.	F.	42	Châtaine, bonne constitut[on], pas d'arthritismes, menstruations régulières.	Il y a 14 ans. Passé inaperçu.	Plaques muqueuses à la vulve, ne se rappelle pas d'éruption. Mercure durant 5 ou 6 semaines.	Il y a 1 an 1/2 (13 ans après le chancre), paraissent 2 gommes, l'une palatine, l'autre pré-sternale, après une céphalalgie qui dura 5 mois et fut suivie d'alopécie. Iodure de potassium.
6	Id. 33	L.	H.	41	Vigoureux et fort.	Il y a 15 ans, chancre.	Syphilide pustuleuse. Traitement mercuriel.	Orcho-épididymite, gommes multiples.
7	Id. 59	A. G., tisseur.	H.	43	Blond, grand.	Chancre insignifiant, il y a 15 ans.	Plaques buccales, éruption psoriasique palmaire. 10 ans après, plaques confluentes du scrotum. Traitement mercuriel.	Phénomènes cérébraux, épileptiformes, 10 ans après le chancre.
8	Ricordi. 12	X.	H.	54	Nerveux. Sanguin.	10 années à peu près. Aucun traitement.	Manifestations secondaires, syphilitiques papuleuses, muqueuses, syphilitiques pustuleuses à différents intervalles.	Dactylite syphilitique.

NUMÉROS.	NOMS DES AUTEURS.	NOMS & PROFESSIONS DES MALADES.	SEXE.	AGE. ans	TEMPÉRAMENT. HYGIÈNE.	CHANCRE INITIAL. DATE. TRAITEMENT.	ACCIDENTS SECONDAIRES. DATE. — NATURE. — TRAITEMENT.	ACCIDENTS TERTIAIRES. DATE D'APPARITION. — NATURE.
9	D. Mollière. 10	Rosalie F., piqueuse de bottines.	F.	30	Bonne hygiène.	?	Eruption pustuleuse, céphalalgie, tuméfaction crânienne. 120 pilules.	Rétrécissement rectal 8 ans après.
10	Porste 26	Camille R., cuisinier.	H.	31	»	En 1862, chancre avec écoulement et bubons. Traitement insignifiant.	Plaques du gosier et de la langue, éruptions papuleuses. Prend du mercure et fait une saison à Uriage.	Ulcères en divers points assez nombreux, mais peu graves.
11	Cordier. 60	Louis M., vigneron.	H.	41	»	En 1853, en Crimée, chancre phagédénique qui détruisit une bonne partie du gland. Pas de traitement mercuriel. On retrouve un noyau induré à 2 centimètres du gland.	Eruption papuleuse très-confluente, polyadénie considérable, alopécie. 50 pilules merc.	6 ans après, vastes ulcères destruction du voile du palais à gauche. — Pharyngite.
12	Profeta. 6	G. Joseph.	H.	22	Constitution bonne. Tempéramt lymphatique.	Chancre infectant, à 12 ans, à la bouche. Pas de traitement.	3 mois après, accidents secondaires, adénopathies, papules, plaques muqueuses, pustules. Traitement mercuriel pendant peu de jours.	En 1868, à 18 ans, douleurs ostéocopes et périostoses, plaques aux tibias, exulcérations larges et profondes au palais. Pas de traitement pendant 4 ans. Traitement iodique (jusqu'à 13 grammes par jour), bi-iodure de potassium pendant 1 mois 1/2. Le malade quitte la clinique presque complètement guéri.
13	Langlebert. 2	X.	F.	28	Bonne, forte. Tempt lymphatique, sanguin.	1866, origine donnée par la malade, pas de renseignements au début. A cette époque, pas de traitement.	En 1866, céphalée, roséole. Pas de traitement, si ce n'est 3 ou 4 mois après la roséole, quand survinrent des plaques à la gorge qui fixèrent le diagnostic. Proto-iodure de mercure.	En décembre 1873, 2 exostoses volumineuses éburnées (une à chaque tibia); celle de gauche est encore le siége de douleurs. Iodure de potassium et arséniate de soude.
14	Boquette. 14	Constance V.	F.	34	Nervoso-sanguin.	A eu un chancre en 1868. A employé des pommades qu'elle ne peut nommer.	En 1868, 2 mois après le chancre, elle suit pendant 4 ou 5 mois un traitement au mercure et à l'iodure de potassium.	Le 5 mars 1874, vient me consulter pour un mal de langue qui était un tubercule syphilitique du volume d'une grosse noisette.

NUMÉROS.	NOMS DES AUTEURS.	NOMS & PROFESSIONS DES MALADES.	SEXE.	AGE.	TEMPÉRAMENT. HYGIÈNE.	CHANCRE INITIAL. DATE. TRAITEMENT.	ACCIDENTS SECONDAIRES. DATE. — NATURE. — TRAITEMENT.	ACCIDENTS TERTIAIRES. DATE D'APPARITION. — NATURE.
15	Fournier 326	R., journaliste.	H.	ans 35	Très-nerveux.	1866, chancre érosif.	Roséole, plaques légères. Mercure dès le commencement de roséole. 1 mois plus tard, 90 pilules.	En 1871, exostose prévertébrale, menace de suffocation, mort imminente. Guéri par iodure de potassium.
16	Pers[ie] 29	B., f[t] de chaus[res]	H.	28	Blond, rachitique.	Chancre très-large, il y a 5 ans. Rien.	Nombreux et confluents ont duré plusieurs mois. Traitement mercuriel à l'Antiquaille.	Hémiplégie. Ecthyma profond, céphalalgie. Iodure de potassium.
17	Id. 20	L., maçon.	H.	28	Robuste, vigoureux. Eut il y a 2 ans une affection pulmonaire grave.	Il y a 6 ans, chancre induré. Rien.	Plaques muqueuses du gosier. Traitement mercuriel.	Epididymite syphilitique. Iodure de potassium.
18	Id. 48	Claudius J., armurier.	H.	24	Robuste, brun, pas scrofuleux. A été malade en 1870 de 2 blessures.	Chancre il y a 5 ans. Rien.	Eruption papuleuse, confluente sur le tronc. Il y a 2 ans, plaques labiales. Prend 120 pilules.	Gomme de la peau et du tissu cellulaire. Iodure de potassium.
19	Berkeley. 9	C. R. K.	H.	30	Débile, lymphatique. A passé plusieurs années dans les Gr[des] Indes, hygiène déplorable.	Chancre en 1866. Pas de traitement.	En 1866-67-68, iritis, syphilide pustuleuse au genou gauche. Traitement mercuriel complet, frictions mercurielles fréquentes; 2 mois de séjour à Aix-la-Chapelle.	En 1871, juin, sarcocèle, hépatalgies.
20	Roquette. 12	Jeanne M.	F.	46	Scrofuleuse.	Avant que son mari la rendit malade en 1867, à la suite d'un voyage qu'il fit, elle eut une plaie à l'une des petites lèvres qui fut traitée avec du vin aromatique.	4 mois après, taches sur le corps et mal dans la bouche; ne peut dire ce que c'était, mais elle fut traitée à la liqueur de Van-Swieten pendant 4 mois.	Le 27 décembre 1873, elle vient me trouver pour un nouveau mal de gorge qui n'était autre chose que le résultat d'un tubercule siégeant dans l'épaisseur du voile du palais. Douleurs ostéocopes nocturnes que la malade prenait pour des douleurs rhumatismales.
21	Fournier. 2363	X.	F.	30	»	A 16 ans, petit chancre. Non traité.	2 mois après, syphilide confluente. Mercure.	Cachexie 6 ans après, ictère, épilepsie, troubles nerveux. Iodure.

NUMÉROS.	NOMS DES AUTEURS.	NOMS & PROFESSIONS DES MALADES.	SEXE.	AGE.	TEMPÉRAMENT. HYGIÈNE.	CHANCRE INITIAL. DATE. TRAITEMENT.	ACCIDENTS SECONDAIRES. DATE. — NATURE. — TRAITEMENT.	ACCIDENTS TERTIAIRES. DATE D'APPARITION. — NATURE.
				ans				
22	Fournier. 373	X.	H.	»	»	1866, chancre.	En 1869, céphalalgic, alopécie, mal de gorge. Traitement quelques mois après le chancre durant quelques mois.	En 1870, syphilide tuberculo-ulcéreuse de la cloison.
23	Id. 563	X., Homme politique.	H.	37	»	1864, chancre induré. Pas de traitement pendant 2 mois.	Secondaires bénins (gorge, cheveux). Prend en 3 mois 5 grammes de proto-iodure.	Rien durant 4 ans. troubles cérébro-spinaux, faiblesse, tremblement des membres, surdité gauche, vue affaiblie, impuissance, faiblesse du côté gauche, perte de mémoire. Récidive dès qu'il est resté sans traitement. Guérison par iodure de potassium.
24	Pers[le] 106	R. Georges.	H.	41	Arthritique, sanguin, sujet à la diarrhée. Très-inintelligent.	En 1859, chancre; ne voit un médecin que 2 mois après son début et commença le traitem[nt] mercuriel 2 mois après.	Inaperçus. Mercure.	En 1863-69-74, ulcération pustulo-crustacée à la cuisse. au cou et aux bras.
25	Id. 112	L. Jean, tailleur.	H.	60	Scrofule, ostéite du pied. Vigoureux, brun.	En 1848, à la suite de rapports buccaux et linguaux, contracte un chancre de la lèvre supérieure qu'il laissa cicatriser en 1 mois et demi sans aucun remède.	1849 (service de M. Rodet) se présente à l'Antiquaille. Eruption sur le cou; sort à peine guéri, puis rentre couvert d'une éruption générale de gros boutons qui ne laissèrent guère de cicatrices. Van-Swieten.	4 à 5 ans plus tard, commença à souffrir d'une éruption pustulo-crustacée qui, presque sans trève depuis cette époque, a parcouru tout son corps sans grands symptômes généraux. Iodure.
26	D. Mollière. 14	Jérome L., teneur de livres.	H.	33	Faible, blond.	Il y a 8 ans, contracte un chancre de la grosseur d'une lentille, pas d'induration, mais secrétion abondante. Pas de mercure.	Quelques mois après, éruption papuleuse généralisée. Eléments volumineux. Traitement mercuriel intense.	4 ans après, ulcères très-étendus de la jambe droite. Gommes de la joue. Iodure de potassium. Soulagement.
27	Pers[le]	D., boulanger-aubergiste.	H.	55	Brun, peu robuste.	Il y a 17 ans. contracte un chancre. Pas de traitement mercuriel.	1 mois 1/2 après, prit des pilules mercurielles pendant 15 jours.	4 ans après, ulcération du gosier qui aboutit au bout de 10 ans à une très-vaste perforation du palais, des os propres; ozène.

NUMÉROS.	NOMS DES AUTEURS.	NOMS & PROFESSIONS DES MALADES.	SEXE.	AGE.	TEMPÉRAMENT. HYGIÈNE.	CHANCRE INITIAL. DATE. TRAITEMENT.	ACCIDENTS SECONDAIRES. DATE. — NATURE. — TRAITEMENT.	ACCIDENTS TERTIAIRES. DATE D'APPARITION. — NATURE.
28	Pers[le] 119	L. Eulalie, blanchisseuse.	F.	ans 56	Bien constituée, santé antérieure bonne.	Infectée il y a 10 ans, par Blanchot, par le cathetérisme de la trompe d'Eustache, mal de gosier violent. Rien.	Boutons sur les membres. Pilules mercurielles.	4 ans après le début, gommes multiples, face, nez, carie des os propres, du frontal. Infiltration gommeuse de la face.
29	Berkeley 10	C. W. H.	H.	»	»	Infecté en août 1869.	En septembre 1869, roséole. — Récidives. Mercure pendant plusieurs mois. Guérison complète.	En décembre 1873, gommes du pharynx et de la partie postérieure droite du palais.
30	Diday. 6	X., boulanger.	H.	30	Un peu lymphatique.	Chancre en 1868. Pas de traitement.	Ordinaires. 300 pilules mercurielles prises à Marseille. Pas d'iodure.	En mars 1871, sarcocèle, double succès. En juin 1872, ecthymas ulcérés aux jambes.
31	Fournier. 1012	X.	H.	18	»	1865, infection par trompe d'Eustache. Rien.	Eruption papuleuse, iritis. Traitement mercuriel et ioduré, assez actif les premières années. Récidives multiples.	En 1868, hémiplégie. Guérison.
32	Pers[le] 87	R. Lucile, couturière.	F.	30	Brune, grande, nerveuse, bien constituée, santé antérieure très-bonne. Pas de rhumatismes.	Passé inaperçu. Pas de traitement.	Le 18 février 1870, entre à Lourcine pour roséole. — Mercure. En 1871, eut syphilide papuleuse confluente. — Sublimé. En octobre 1873, plaques des lèvres, sensation de froid, analgésie. — Iodure.	En janvier 1874, gomme du triceps femorale, situé à 3 centimètres au-dessus de la rotule.
33	Id. 3	Eugène B., commissionnaire.	H.	34	Blond, bien constitué.	Il y a 3 ans, contracta un chancre. Pas de traitement.	Roséole, plaques muqueuses de l'anus, traitées par des injections Liégeois.	3 ans après, syphilis cérébrale, anamnésie. Douleurs de tête, excitation cérébrale. Hypochondrie. Manie de suicide.
34	Id. 23	B.	H.	43	Petit, brun, chétif.	A 38 ans, chancre induré. Aucun traitement.	Eruption généralisée papuleuse. Traitement mercuriel.	3 ans après, lupus syphilitique du tronc et de l'épaule (pustulo-crustacé.) Amélioration par iodure de potassium.
35	Id. 58	A. V., savetier.	H.	28	Brun, scrofuleux.	Chancre il y a 3 ans. Pas de traitement.	Eruptions papuleuses rebelles, traitées par les injections. 60 injections.	3 ans après, lupus syphilitique, ecthyma très-étendu, très-profond et très-ulcéré sur les membres, le col et le dos.

NUMÉROS.	NOMS DES AUTEURS.	NOMS & PROFESSIONS DES MALADES.	SEXE.	AGE.	TEMPÉRAMENT. HYGIÈNE.	CHANCRE INITIAL. DATE. TRAITEMENT.	ACCIDENTS SECONDAIRES. DATE. — NATURE. — TRAITEMENT.	ACCIDENTS TERTIAIRES. DATE D'APPARITION. — NATURE.
				ans				
36	Prolets. 103	R. R.	H.	27	Faible, scrofuleux.	Accident initial de date incertaine. Peut-être chancre intra-uréthral à l'âge de 20 ans.	A 23 ans, éruptions résolutives à la peau, douleurs rhumatoïdes. Traitement mercuriel interne et frictions avec de la pommade napolitaine. Guérison.	A 24 ans, ulcérations très-étendues et profondes à l'arrière-bouche. Alopécie. Douleurs ostéocopes. Traitement iodique et mercuriel. Guérison en un mois.
37	Id. 8	C. Gaetane.	F.	23	Faible, lymphatique.	En 1859, chancre à la vulve. Pas de traitement.	En 1870, étant enceinte et avec des manifestations secondaires, douleurs rhumatoïdes, ulcères au pharynx et alopécie ; vint se soigner à la clinique vénérienne. Mercure. Huile de morue. — Guérison. Ensuite accouchement d'un enfant en bonne santé.	En 1872 périostite des os du nez, douleurs ostéocopes, alopécie à plaques. Iodure de potassium et huile de morue. Guérison en 38 jours.
38	Langlebert. 3	M. X., étudiant en droit.	H.	28	Moyenne, tempérament sanguin, lymphatique.	Janvier 1868, chancre induré au gland sur la partie moyenne et supérieure de la couronne. Pas de traitement interne.	3 mois après, roséole, plaques gutturales, croûtes du cuir chevelu, iritis gauche 5 mois après le chancre. Un peu plus tard, ulcère au-dessus de la malléole gauche. Traitement mercuriel et iodure, mais très-irrégulièrement suivi.	En février 1874, exostose volumineuse au tibia gauche, commencée en 1871 (février); cette exostose a donné lieu à des douleurs qui n'ont cessé que depuis 1 mois environ, malgré de très-hautes doses d'iodure de potassium absorbées par le malade à diverses reprises depuis son apparition.
39	Fournier. 127	X.	F.	»	»	1862, chancre. Rien.	Plaques buccales. Traitements irréguliers.	En 1864, exostoses du maxillaire inférieur.
40	Pers[le] 105	F., accoucheuse.	F.	40	Brune, bien constituée.	Il y a 8 ans, contracté un chancre de la main à la maternité de Saint-Louis.	On ne traita sa syphilis qu'à l'apparition des boutons. Eut longtemps du mal à la gorge; eut une éruption papuleuse.	2 ans après, en 1868, éruption pustulo-crustacée du pied, guérie promptement. 5 ans après, en 1871, éruption ut suprà sur les flancs. Guérie de même. 7 ans après, en 1873, éruption, infiltration gommeuse. Depuis l'infection, a eu 4 enfants, absolument bien portants, aucun n'a la syphilis.
41	Fournier. 621	X.	H.	»	»	En 1862, chancre.	Roséole, plaques buccales. 50 pilules et iodure de potassium.	En 1865, sarcocèle.

NUMÉROS.	NOMS DES AUTEURS.	NOMS & PROFESSIONS DES MALADES.	SEXE.	AGE.	TEMPÉRAMENT. HYGIÈNE.	CHANCRE INITIAL. DATE. TRAITEMENT.	ACCIDENTS SECONDAIRES. DATE. — NATURE. — TRAITEMENT.	ACCIDENTS TERTIAIRES. DATE D'APPARITION. — NATURE.
				ans				
42	H. Mollière. 13	Edmond P., employé de commerce.	H.	26	Fort.	Chancre il y a 2 ans 1/2, très-dur et très-étendu. Non traité.	Eruption papuleuse. Douleurs ostéocopes, plaques muqueuses. Traitée au moyen des injections de sublimé par Liégeois.	2 ans 1/2 après le chancre, exostose claviculaire, syphilis cérébrale, céphalalgie, anamnésie.
43	Pors[te] 19	Eugène C.	H.	32	Bonne constitution.	Chancre bénin il y a 4 ans. Rien.	Secondaires assez légers. Plaques muqueuses confluentes des bourses. Mercure.	Syphilis tertiaire grave. Perforation palatine énorme, ostéites multiples omoplate, sac lacrymal, orchite atrophique.
44	Id. 51	Rosalie M.	F.	35	Robuste, brune.	Chancre en été 1871. Rien.	Eruption papuleuse. Mercure et iodure.	Ulcère de la jambe, parésie des membres du côté droit, 2 ans après le chancre.
45	Giorgini. 3	A. Stanislas.	H.	27	Chétive, lymphatique.	Janvier 1871. Nitrate d'argent, charpie sèche.	1er mars, douleurs rhumatoïdes, alopécie décalvante, plaques muqueuses. Liqueur de Van-Swieten. — Iodure de potassium.	Testicule syphilitique, mars 1873. Iodure de potassium. L'affection du testicule avec l'iodure de potassium à grande dose est guérie parfaitement.
46	Profeta. 11	G. Théréss.	F.	39	Constitution régulière, tempérament lymphatique.	Février 1871, chancre à la mamelle. Pas de traitement.	En avril 1871, reçue à la clinique vénérienne de l'Université de Palerme pour chancre à la mamelle et pour une syphilis secondaire survenue 1 mois 1/2 après (douleurs rhumatoïdes très-fortes, éruptions papuleuses à la peau.) 3 injections hypodermiques au calomel. Guérison en 31 jours. Rechute en septembre 1871. En février 1872, retour de la malade à la clinique pour aphonie, plaques muqueuses, éruption papuleuse. 4 injections hypodermiques au calomel et 4 au bi-iodure de mercure. Peu d'amélioration, pilules de sublimé et frictions mercurielles. Le 30 juin 1872, la malade guérie quitte la clinique. En octobre rechute.	Reçue à la clinique pour la 3e fois en mars 1873, pour douleurs ostéocopes aux tibias et pour des groupes de gomme à la figure qui lui donnaient l'aspect d'une lépreuse. Traitement mercuriel et iodique Pas d'injection pendant 32 jours. Guérison.

NUMÉROS.	NOMS DES AUTEURS.	NOMS & PROFESSIONS DES MALADES.	SEXE.	AGE.	TEMPÉRAMENT. HYGIÈNE.	CHANCRE INITIAL. DATE. TRAITEMENT.	ACCIDENTS SECONDAIRES. DATE. — NATURE. — TRAITEMENT.	ACCIDENTS TERTIAIRES. DATE D'APPARITION. — NATURE.
				ans				
47	Berkeley. 11	H. C.	F.	»	Faible, sanguin.	Infectée en juin 1869 par une femme qui la têta au 3e jour de l'accouchement. Fissure indurée sur chaque sein; durant 3 mois, pléiade axillaire.	En septembre rash, 1869-70, quelques ulcérations linguales, quelques ulcérations cutanées. Vigoureux traitement mercuriel.	En 1871-72, tumeurs gommeuses de la peau. Gommes du cou.
48	Id. 6	N. G. L.	H.	»	Lymphatique.	Chancre en juillet 1868. Rien.	Éruption de la paume des mains et de la face. Pilules mercurielles, février 69. Rupia, en novembre 1869. — Aix-la-Chapelle — Bains de vapeur.	Ulcération gommeuse de la peau, en 1870-71.
49	Id. 7	J. W. G. S.	H.	21	Lymphatique.	Infecté en juillet 1868. Pas de traitement spécial.	En novembre 1868, roséole, plaques muqueuses, commence en février 1869, l'usage du mercure. Eruption papuleuse en 1869-70.	En mai 1870, sarcocèle. — En 1872, rechute.
50	Ricordi. 3	N. N.	H.	37	Lymphatique.	Il y a 30 mois. Pas de traitement général.	Roséole 1 mois après. Papules muqueuses. Mercure et iodure de potassium.	Orchite syphilitique à droite, en novembre 1873.
51	Gamba. 4	A. C.	H.	25	Constitution forte, tempérament sanguin.	Chancre dur au pénis, mars 1860. Traitement local par un confrère.	Symptômes secondaires en avril 1860. Traitement interne mercuriel. — Guérison apparente. Mariage en 1861. — Enfant syphilitique mort de marasme. — Femme saine malgré l'enfant syphilitique.	Symptômes tertiaires au nez en 1862. Traitement par les frictions mercurielles 3 mois. — Iodure 2 mois. Enfant en novembre 1862 sain.
52	Pers[le] 36	M., femme de ménage.	F.	50	Rien d'héréditaire, bonne santé antérieure, petite, brune.	Chancre inaperçu.	Il y a 4 ans, érupt. prob. pustuleuse généralisée, ayant laissé de petites dépressions de la peau. Céphalalgie. — Iritis double pour laquelle on lui donne pour la première fois du mercure.	Ulcères de la jambe région malléolaire. Infiltration tuberculeuse du voile du palais, 2 ans après le début.
53	Fournier. 53	X.	F.	28	»	Inaperçu.	En 1865, roséole. Mercure.	18 mois après, syphilide pustulo-crust., carie des os du nez. Iodure.
54	Id. 402	X.	F.	34	»	Inaperçu.	Il y a 3 ans 1/2, boutons, plaques, céphalalgie. Il y a 2 ans, mal de gorge, iritis. Mercure à la fin.	Carie nasale depuis 1 an 1/2. Iodure.

NUMÉROS.	NOMS DES AUTEURS.	NOMS & PROFESSIONS DES MALADES.	SEXE.	AGE.	TEMPÉRAMENT. HYGIÈNE.	CHANCRE INITIAL. DATE. TRAITEMENT.	ACCIDENTS SECONDAIRES. DATE. — NATURE. — TRAITEMENT.	ACCIDENTS TERTIAIRES. DATE D'APPARITION. — NATURE.
				ans				
55	Fournier. 71	R. Rosalie.	F.	24	Blonde, faible, très-chétive.	Chancre au sortir d'une couche, 15 jours après avoir revu son mari. Il était phagédénique et détruisit une bonne partie de la vulve. Un mois après, fut à la consultation de Saint-Louis. On lui donna des pilules, qu'elle ne prit pas. Pas de traitement.	Portait des boutons en entrant à Lourcine. Est soumise au traitement mercuriel énergique.	2 mois après son entrée, 3 1/2 après le début du chancre, parait une énorme ulcération de la face qui l'a détruite en partie aujourd'hui, 11 mois après le début. Iodure.
56	Pers[le] 22	M., cultivateur.	H.	36	Vigoureux.	Chancre infect[t], avec induration considérable persistante. Adénopathie bi-inguinale il y a 1 an 1/2.	Eruptions papuleuses. Douleurs névralgiques intenses.— Récidives nombreuses.— Chute des cheveux. Plaques muqueuses à l'anus. Pilules de Ricord. — Liqueur de Van Swieten.	Petites gommes de l'aile du nez. Jetage assez considérable par la narine. Disparition de ces accidents par l'iodure de potassium.
57	Id. 74	Ch. Jules, sellier.	H.	24	Chétif, châtain presque blond, maigre, osseux.	En 1871, chancre à la verge, très-petit, de très-courte durée, très-rapidement guéri. Pas de traitement.	2 mois environ après, papules rouges épaisses, qui, au bout de quelque temps, vers la 3e semaine, s'ulcèrent. Ce ne fut que quelque temps après qu'il se rendit au Midi ou M. Mauriac lui donna du mercure. Guérison. 7 ou 8 mois après, récidive, ecthyma ou rupia, cicatrices nombreuses. Nouveau traitement. — Nouvelle guérison. 2e récidive plus grave. Syphilide pustulo-crustacée, etc. Mercure et iodure.	Syphilide pustulo-crustacée de la région des épaules, il y a 6 à 7 mois. A contracté la syphilis pendant le siége, mal nourri, mal logé, faisant des excès de femme et, de son aveu, se livrant à l'alcoolisme.
58	Id. 47	D. Fon., maquignon.	H.	37	»	En octobre 1871, chancre à Constantinople, grave. Bubons à inoculation négative.	Syphilides discrètes. Quelques croûtes dans les cheveux. Iritis (avril 1872.) — Plus tard, éruption pustuleuse généralisée. Traitement mercuriel.	Epididymite double.

NUMÉROS.	NOMS DES AUTEURS.	NOMS & PROFESSIONS DES MALADES.	SEXE.	AGE.	TEMPÉRAMENT. HYGIÈNE.	CHANCRE INITIAL. DATE. TRAITEMENT.	ACCIDENTS SECONDAIRES. DATE. — NATURE. — TRAITEMENT.	ACCIDENTS TERTIAIRES. DATE D'APPARITION. — NATURE.
				ans				
59	Pers[le] 110	Véronique D.	F.	22 1/2	Bonne constitution, brune.	Fin 1872, chancre de la joue qui dura 2 mois et demi. Rien.	5 mois 1/2 après le début du chancre, paraît une syphilide pigmentaire sur le cou, excessivement accentuée. 5 mois de mercure.	Fin septembre, petite gomme sur la jambe.
60	Id. 82	B.	F.	35	Bonne, lymphatique.	Inaperçu. Syphilide communiquée par son mari. Pas traitée.	Lèvres enflées, éruption sur tout le corps. Ephélide du cou. Pilules de proto-iodure.	En 1863, 1 an après, se produit une infiltration gommeuse de la face qui donne lieu à des ulcérations qui durent encore ainsi que dans le pharynx. Iode.
61	Id. 98	Eléonore C., de Nevers.	F.	36	Brune, bonne constitution, fièvre typhoïde quelques mois avant la contagion.	28 août 1871, accouchement, enfant sain. Novembre 1871, entre comme nourrice. Mars 1872, bouton sur le sein droit. Enfant mort à 7 mois. Pas de traitement.	Ne fit un traitement que lorsque l'éruption fut généralisée. En avril 1872, entre à Saint-Louis où elle prend du sirop de Gibert. Quelques mois après, syphilis pustuleuse ayant laissé des traces.	Il y a 8 mois, apparition d'une syphilide pustulo-crustacée très-étendue sur le bras gauche ; actuellement en très-bonne voie.
62	Id. 27	François D., teinturier.	H.	49	Brun, très-fort.	Il y a 3 ans, trois chancres sur la verge guéris rapidement.	Immédiatement après le chancre, éruption de roséole éphémère. 18 mois après, éruptions ecthymateuses sur les jambes. Traitement mixte, bien fait.	Gommes d'aspect tuberculeux sur la jambe gauche. Lésions peu graves.
63	Id. 35	Claude Ch., cultivateur.	H.	57	Très-grand, très-fort. Grandes fatigues au temps des moissons, leur attribue la poussée tertiaire.	Il y a 4 ans, chancre sur le sillon fort petit et cautérisé immédiatement.	1 mois après le chancre, syphilide buccale, alopécie. Traitement mercuriel.	1 an après le chancre, syphilide ecthymateuse, vastes ulcérations sur les jambes et les avant-bras. Etat général mauvais.
64	H. Mollière. 50	Claude F., acteur.	H.	41	Peu robuste, scrofuleux.	En 1870, chancre sous-phimosis.	8 jours après, mal de gosier, plaques aux parties, éruption papuleuse généralisée pendant 6 mois.	En septembre 1871, 1 an après le début, paraplégie. Iodure.

NUMÉROS.	NOMS DES AUTEURS.	NOMS & PROFESSIONS DES MALADES.	SEXE.	AGE.	TEMPÉRAMENT. HYGIÈNE.	CHANCRE INITIAL. DATE. TRAITEMENT.	ACCIDENTS SECONDAIRES. DATE. — NATURE. — TRAITEMENT.	ACCIDENTS TERTIAIRES. DATE D'APPARITION. — NATURE.
				ans				
73	Roquette. 16	Elisa M.	F.	30	»	Chancre de la fourchette, le 25 décembre 1872, la malade s'est soignée elle-même à l'eau blanche.	Le 7 février 1873, adénopathie cervicale, alopécie, syphilis exanthématique. Traitement mercuriel, que la malade laisse au bout de 3 mois.	Le 3 janvier 1874, alopécie, ulcérations sur la partie interne des joues et sur le bord gauche de la langue, exostose sur le sternum du volume d'une noix, périostose sur le tibia droit.
74	Gambs. 6	M. C.	H.	15	Constitution délicate, tempérament lymphatique.	Chancre dur, isolé à l'orifice de l'urèthre. Pléiade spécifique. Traitement local sans mercure.	Symptômes secondaires 2 mois après. Traitement interne par pilules hydrargyriques.	Symptômes tertiaires en décembre 1872. Traitement par l'iodure et les frictions. Guérison.
75	Giorgini. 4	Clémentine C.	F.	30	Médiocre, lymphatique.	Octobre 1870, chancre. Nitrate d'argent.	Douleurs rhumatoïdes en novembre 1870. Syphilide papulo-pustuleuse. Injection de Scarenzio.	Iritis syphilitique, gommes ostéopériostite (juin 1873). Plaques opalines. Guérison.
76	Diday. 8	X., docteur.	H.	32	Lymphatique.	Chancre le 15 août 1863. Méconnu. Non traité.	Le 2 octobre, roséole papuleuse, puis onyxis. Traitement mercuriel, puis ioduré, énergique et prolongé.	En fin juin 1864, gomme linguale, anamnésie; plus tard, ulcères s[illegible]pigineux (rupias) aux jambes. — Beaucoup d'iodure. En 1873, périostoses et accidents apoplectiques légers.
77	Giorgini. 3	P. Philippe.	H.	30	Robuste, sanguin.	Mars 1872. Iodoforme.	En avril 1872, syphilide papuleuse, douleurs rhumatoïdes, ganglions, périadénites. Suppuration. Van Swieten. — Iodure.	En février 1873, gommes dans diverses régions. Ozène syphilitique, nécrose des os du nez. Iodure de potassium à grande dose.
78	Ricordi. 5	N.	F.	47	»	?	En janvier 1873, roséole. Syphilide pustuleuse de la tête. Mercure.	Gommes. Ulcération de la gorge, en décembre 1873.
79	Pers[le] 114	F. Charles, journalier.	H.	36	Constitution moyenne, plutôt robuste.	Il y a un an, chancre à la verge. Dura un mois depuis le moment où le malade s'en fut aperçu. Pas de traitement.	Mal de gosier très-peu de temps après le début, puis plaques muqueuses confluentes des bourses. Prit 40 pilules en 20 jours au commencement.	10 mois après le chancre hémiplégie droite, aphasie durant encore, mais en voie d'amélioration. Iodure.

NUMÉROS.	NOMS DES AUTEURS.	NOMS & PROFESSIONS DES MALADES.	SEXE.	AGE.	TEMPÉRAMENT. HYGIÈNE.	CHANCRE INITIAL. DATE. TRAITEMENT.	ACCIDENTS SECONDAIRES. DATE. — NATURE. — TRAITEMENT.	ACCIDENTS TERTIAIRES. DATE D'APPARITION. — NATURE.
65	Pers[le] 115	Marie L., mécanicienne.	F.	ans 26	Bonne santé antérieure, pas d'arthritisme.	Méconnu.	Il y a deux ans, douleurs de tête très-violentes dans les membres inférieurs. Eruption sur le front. Prend durant 2 mois du sirop de Gibert.	1 an et 3 mois après le début de la syphilis, gomme du lobule du nez qui n'est pas guérie depuis.— La moitié inférieure du nez a disparu. Gomme sur le front. Pas d'anosmie. — Amenorrhée. Iodure.
66	Id. 116	G. Adolphe.	H.	40	»	Très-petit chancre il y a 20 ans. Rien.	Roséole très - mercurialisée à Barcelone. Boutons pustuleux, adénite. Mercure.	En 1854, ulcères à la cuisse. En 1867, iritis, paralysie palpéborale. 15 à 16 ans après, infiltration gommeuse de chaque métacarpe, psoriasis lingual. Iodure.
67	Giorgini. 7	Rast. Francesco.	H.	26	Santé bonne, sanguin.	Chancre en 1872. Pas de traitement général.	En juin 1872, alopécie décalvante, douleurs rhumatoïdes, syphilide pustuleuse. Liqueur Van Swieten. — Iodure de potassium.	En août 1873, ostéo-périostite, céphalalgie, tubercules syphilitiques. — Ulcères pansés avec la deuto-chlorure et l'eau de menthe. A l'intérieur, iodure de potassium. En novembre 1873, guéri parfaitement.
68	Id. 12	C. Louis.	H.	35	Robuste, lymphatique.	Août 1871. Solution de sulfate de cuivre.	En septembre 1871, syphilide bulleuse, ganglions, douleurs rhumatoïdes, alopécie décalvante. Injections de sublimé.	En novembre 1872, syphilide papuleuse cornée, en même temps gommes à l'avant-bras et au tibia. Iodure de potassium.
69	Id. 15	M. Elisabeth.	F.	22	Robuste, lymphatique.	Janvier 1871. Iodoforme.	Douleurs rhumatoïdes, céphalalgie, ganglions, syphilide papuleuse. Pilules de proto-iodure.	En mai 1872, douleurs ostéocopes, alopécie, fissures aux pieds, rectite syphilitique.
70	Ricordi. 11	N.	H.	29	Nerveux, sanguin.	Juillet 1872. Aucun traitement.	En novembre 1872, syphilis papuleuse et iritis droite. Long traitement—iodo-mercure.	En décembre 1873, périostite aux deux tibias, à la tête et au sternum. Testicules devenus tout-à-fait insensibles.
71	Roquette. 1	Albert B.	H.	30	Nervoso-sanguin.	Chancre induré datant, dit-il, de 15 mois. Pommade mercurielle.	Plaques muqueuses buccales et anales, éruption exanthématique, 6 semaines après. Traitement mercuriel pendant 3 mois.	Consulte pour la 1re fois, le 15 novembre 1873, pour une albuginite double.
72	Fournier 209	X.	H.	»	»	1859, chancre induré.	Plaques buccales, roséole, syphilis papuleuse, psoriasis cerclé. 150 pilules proto-iodure 60 et 61.	En 1861, survient une syphilis cérébrale. Mort en 1862.

NUMÉROS.	NOMS DES AUTEURS.	NOMS & PROFESSIONS DES MALADES.	SEXE.	AGE.	TEMPÉRAMENT. HYGIÈNE.	CHANCRE INITIAL. DATE. TRAITEMENT.	ACCIDENTS SECONDAIRES. DATE. — NATURE. — TRAITEMENT.	ACCIDENTS TERTIAIRES. DATE D'APPARITION. — NATURE.
				ans				
80	Giorgini. 6	C. Rose.	F.	37	Faible, lymphatique.	Janvier 1870, chancre. Nitrate d'argent.	En mars 1870, syphilide polymorphe, tache, papules, vésicule, pustule, squames. Van Swieten.	En novembre 1870, douleurs ostéocopes, iritis syphilitique, alopécie, ulcération du palais. Iodure de potassium.
81	Id. 17	M. Amélie.	F.	30	Faible, lymphatique.	Février 1870. Solution de sulfate de cuivre.	En mars et avril 1870, douleurs rhumatoïdes, fièvre syphilitique, ganglions, roséole. Injections de Scarenzio. — Fer.	En décembre 1870, arthrite syphilitique. gommes musculaires, carie des os. Morte en janvier 1872. Iodure de potassium.
82	Pers[le] 92	E. Georges, mécanicien.	H.	32	Blond, strumeux, rhumatisant.	Décembre 1872, chancre très-petit à la verge, rapidement guéri. Pas de traitement.	6 semaines après le chancre, souffre du gosier et prend du mercure; ne se rappelle pas l'éruption. Céphalalgie violente. Scapulalgie. Mercure.	En août 1873, infiltration gommeuse de la face, destruction de l'aile gauche du nez. En bonne voie en janvier 1874. Iodure.
83	Id. 109	Suzanne R., blanchisseuse.	F.	19	Petite, quelques excès vénériens, disménorrhée. Pas de diathèse rhumatismale. A eu un eczéma double du sein.	Méconnus.	Eté 1861, plaques muqueuses sur la vulve. Entre à Lourcine et prend du mercure durant 6 semaines.	8 mois après, 10 mois environ après le début, ulcération de la gencive supérieure gauche. Nouveau séjour à Lourcine. — 1 an après, en mars 1874, ulcération du pharynx.
84	Giorgini. 11	Ange R.	H.	60	Médiocre, bilieux.	Chancres en avril 1869. Nitrate d'argent liquide.	En décembre 1869, syphilide papulo-pustuleuse. Iritis syphilitique à droite. Liqueur Van Swieten. — Iodure de potassium.	En janvier 1870. ostéo-périostite gommeuse, hépatite syphilitique. Cachexie syphilitique. Mort.
85	Id. 14	Anne A.	F.	26	Faible, lymphatique.	Chancre en avril 1872. Charpie sèche.	En mai 1872, syphilide pustuleuse acne pustulata (corona veneris), ganglions engorgés. — Chute des cheveux. Van Swieten.	En décembre 1872, ostéo-périostite gommeuse, arthrite syphilitique. Gomme de la langue. Iodure de potassium.
86	Raquette. 13	Emma P.	F.	23	Lymphatique.	Chancre le 3 octobre 1873, avec adénopathie générale. Traitement mercuriel cessé dès la guéris[on] apparente.	Le 15 mars, cette malade porte une syphilis exanthématique, plaques muqueuses de la vulve, datant déjà de quelques semaines.	Des douleurs nocturnes dans les membres et une exostose du volume d'un petit œuf de poule à la partie inférieure et interne du tibia droit.

NUMÉROS.	NOMS DES AUTEURS.	NOMS & PROFESSIONS DES MALADES.	SEXE.	AGE.	TEMPÉRAMENT. HYGIÈNE.	CHANCRE INITIAL. DATE. TRAITEMENT.	ACCIDENTS SECONDAIRES. DATE. — NATURE. — TRAITEMENT.	ACCIDENTS TERTIAIRES. DATE D'APPARITION. — NATURE.
				ans				
87	Pers[le] 89	H., batteur d'or.	H.	22	Brun, fort, a toujours eu une bonne santé, quoique rhumatisant.	En mars 1873, chancre à la verge; entre au Midi un mois après son début, déjà porteur d'une roséole. Pas de traitement.	Roséole papuleuse, vive céphalalgie, sort du Midi après 2 mois de traitement. Mercure, 2 pilules de proto-iodure par jour, iodure de potassium. En juillet, syphilis tuberculeuse. — Mercure.	En septembre et octobre 1873, ecthyma syphilitique très-confluent aux jambes, ulcérations consécutives très-profondes, plaques ulcéreuses des amygdales.
88	Fournier. 17	X.	F.	23	»	Méconnu.	En novembre 1868, plaques muqueuses. Syphilide du cou. Sublimé à l'intérieur.	En juin 1869, ulcères et exostoses. Iodure de potassium.
89	Gamba. 3	R. T.	H.	30	Constitution forte, tempérament sanguin.	Chancre dur au gland en juin 1870. Traité par un confrère sans spécifiques.	En août 1870 tubercules muqueux à la gorge. Pilules de proto-iodure, plus tard pilules de bi-iodure.	Gommes, ulcérations des cartilages nasaux en septembre 1870. Adénite inguinale persistante. Iodure et frictions mercurielles, 3 mois.
90	Pers[le] 73	C., couturière.	F.	37	Blonde, chétive, a toujours eu une bonne santé. Mariée depuis 14 ans.	En juillet 1871, ayant revu son mari qu'elle avait laissé pendant la Commune, se vit atteinte de rougeurs aux membres. Inaperçu. Pas de traitement.	Rougeurs aux membres, puis éruption à la vulve. On lui dit à Marseille qu'elle a un érythème. Elle prend 3 semaines liqueur de Van-Swieten; se pansait avec la pommade de calomel.	Sans transition, paraissent à la fin de 1871 les tertiaires, douleurs de gosier et céphalalgie. Dès février 1872, prend de l'iodure pendant plus d'un an. Tout le voile est détruit, une énorme échancrure à la voûte palatine, le pharynx est lui-même ulcéré. — Enfin, il y a une gomme du masseter, qui disparaît par iodure.
91	Id. 79	P. Anna.	F.	35	Peu robuste, sujette aux maux de gorge, aux maux d'estomac, malaises divers.	Chancre passé inaperçu, à la date de 1869 très-probablement.	Fin 1869, éruption exanthématique sur bras, avant-bras, plaques de psoriasis palmaires, plaques muqueuses à la vulve. Prend pendant 8 jours des pilules de proto-iodure de mercure, puis le reprit plus tard. Mercure.	Dès juillet 1870, paraît une tumeur gommeuse, plus tard des ulcérations très-multipliées au front, au coude, et au métatarse, puis ulcérations des cicatrices. Iodure de potassium.

NUMÉROS.	NOMS DES AUTEURS.	NOMS & PROFESSIONS DES MALADES.	SEXE.	AGE.	TEMPÉRAMENT. HYGIÈNE.	CHANCRE INITIAL. DATE. TRAITEMENT.	ACCIDENTS SECONDAIRES. DATE. — NATURE. — TRAITEMENT.	ACCIDENTS TERTIAIRES. DATE D'APPARITION. — NATURE.
				ans				
92	Pers[le] 39	V. G., voyageur.	H.	38	Robuste, fort. Pneumonie au début des secondair[es].	Chancre en janvier 1872. Il fut bénin et disparut assez rapidement.	Porte en mars 1872, plaques muqueuses, pustules ecthymateuses et passe aux tertiaires sans transition. Mercure.	Ecthyma profond. 1 an plus tard, onyxis et périonyxis profondément ulcérés et très-rebelles. Iodure de potassium. Guéri par iodoforme.
93	Id. 66	Joseph B., tisseur	H.	33	Blond, robuste.	Il y a 1 an.	En 1872, douleurs de gosier, éruption papulo-érythémateuse. Mercure.	Enormes éléments de rupia disséminés sur les membres, le cuir chevelu.
94	Id. 95	G. Rosalie.	F.	42	Strumeuse, lymphatique, brune. Constitution moyenne.	Inaperçu.	En mars 1873, se rendit à la consultation pour des accidents vulvaires. On lui prescrivit : poudre de calomel. Pilules mercurielles.	4 mois après, entre à Lourcine pour une syphilis tertiaire de la vulve avec phagédénisme; l'ulcère a produit de très-grands délabrements et des décollements avec culs de sac. Iodure.
95	Id. 94	P. Maurice.	H.	35	Châtain, d'apparence peu robuste.	En 1865, à Constantinople, reçoit d'une jeune Russe un chancre à la verge; chancre petit, vite guéri avec des cautérisations, adénites non suppurées. Pas de traitement.	1 mois après le chancre, éruption, phénomènes du système nerveux, éruption ecthymatoïde prise pour variole. Mercure et iodure. Reste 4 mois à l'hospice de Constantinople.	4 ou 5 mois après le chancre, ulcérations, dépression.— Etat général mauvais. 1 an après, en 1866, hémiplégie droite, perte de mémoire, étourdissements, aphasie, intelligence moindre. Iodure.
96	Giorgini. 9	S. Nicoline.	F.	30	Faible, lymphatique.	Août 1871, chancre nain de Fournier. Solution de cuivre.	En septembre 1871, éruption papulo pustuleuse, ganglions, douleurs rhumatoïdes. Injection calomel Scarenzio.	En décembre 1871, ostéo-périostite, gommes du tibia, de la tête, de la voûte du palais, rétinite, spécifique atrophique. Iodure de potassium.
97	Pers[le] 107	Louis B.	H.	38	Brun, pas de diathèse, bonne santé antérieure, alcoolique.	En novembre 1872, chancre près du filet survenu 5 semaines après le coït. Pas de traitement mercuriel.	Avait des plaques muqueuses quand il vit le médecin. Proto-iodure.— Au 3e mois, survient éruption, grosses papules. 8 mois de mercure.	Tubercules au 3e mois du chancre, puis infiltration gommeuse de la face et de plusieurs points du dos, des membres. Ce sont de gros tubercules agglomérés suivant un cercle plus ou moins étendu. Mercure-iodure.

NUMÉROS.	NOMS DES AUTEURS.	NOMS & PROFESSIONS DES MALADES.	SEXE.	AGE.	TEMPÉRAMENT. HYGIÈNE.	CHANCRE INITIAL. DATE. TRAITEMENT.	ACCIDENTS SECONDAIRES. DATE. — NATURE. — TRAITEMENT.	ACCIDENTS TERTIAIRES. DATE D'APPARITION. — NATURE.
98	Persle 17	R. Rosalie.	F.	ans 24	Blonde, faible, très-chétive.	Chancre au sortir d'une couche, 15 jours après avoir revu son mari. Il était phagédénique et avait détruit une bonne partie de la vulve. Un mois et demi après le début, fut à la consultation de Saint-Louis. On lui donna des pilules, elle n'en prit que 4 à 5, puis entra à Lourcine peu de jours après. Pas de traitement.	Portait des boutons en entrant à Lourcine. Est soumise à un traitement mercuriel énergique.	2 mois après son entrée, 3 1/2 après le début du chancre, parut une énorme ulcération de la face qui l'a détruite en partie aujourd'hui, 11 mois après le début. Iodure.
99	Id. 170	Anatole de F.	H.	26	Brun, bonne constitution.	Fin 1871, ulcère primitif sur le gland. Non traité.	Tubercules muqueux dans les délais ordinaires, puis éruption papuleuse généralisée. Traitement hydrargyrique prolongé.	Août 1872, éruption gommeuse suivie d'ulcération sur plusieurs points, les membres inférieurs en particulier. Traitement par l'iodure de potassium porté à la dose de 4 gram. par jour, amélioration rapide.
100	Id. 76	D. Victoire, domestique.	F.	20	Brune, petite, chétive.	Chancre il y a 29 mois. Passé inaperçu.	Mal de gorge et boutons noirs volumineux.—M. X. la traite pour angine et variole. 10 mois 1/2 après le début, entre à la maison Dubois père. On lui donna 3 mois durant iodure et pilules.	Les boutons sans transition se couvrirent de croûtes et d'ulcérations partout; elle ne s'est jamais guérie; il ne lui en reste plus que sur le front et le nez (dont une partie est enlevée) sur le dos.— Plus de mal de gorge; a eu de fortes céphalalgies, des arthralgies. A maintenant une phthisie syphilitique.
101	Id. 75	Jules R.	H.	20	Petit, maigre, chétif, brun, bonne santé antérieure.	En juillet 1873, prit d'une femme publique un chancre phagédénique, qui rongea le filet et une partie du bourrelet. Il resta 47 jours sans décalotter. Pas de mercure ni iode.	Entre au Midi avec une éruption qui a consisté en gros boutons rouges, très-confluents aux jambes et aux reins. Mercure, iodure.	15 jours après l'entrée au Midi, ulcérations étendues et profondes qui ont amené une perforation du voile du palais, destruction de la cloison, aplatissement des os propres. Ulcérations très-nombreuses et profondes à l'emporte-pièce sur les jambes, grosses papules sur le front, les sourcils. Iodure.

NUMÉROS.	NOMS DES AUTEURS.	NOMS & PROFESSIONS DES MALADES.	SEXE.	AGE.	TEMPÉRAMENT. HYGIÈNE.	CHANCRE INITIAL. DATE. TRAITEMENT.	ACCIDENTS SECONDAIRES. DATE. — NATURE. — TRAITEMENT.	ACCIDENTS TERTIAIRES. DATE D'APPARITION. — NATURE.
102	Pers[le] 72	Eugénie S., couturière.	F.	ans 23	Blonde, chétive, maigre.	Chancre passé inaperçu ou confondu avec les plaques muqueuses. Elle se savait malade depuis 15 jours quand elle vit le médecin. Pas de traitement.	Il y a 7 mois, plaques muqueuses pour lesquelles un médecin administra des pilules et prescrivit de la pommade. 50 pilules furent prises.	1 mois après les plaques, ulcération tertiaire du pharynx et du pilier droit du voile du palais, profonde et anfractueuse. Iodure.
103	Giorgini. 5	R. Emilie.	F.	20	Robuste, lymphatique.	Juin 1872. Nitrate d'argent.	En août 1872, ganglions d'infection, plaques muqueuses. Injection de Ragazzoni.	Le 15 août 1872, gommes du front, céphalée nocturne, ostéo-périostite. Iodure de potassium.
104	Pers[le] 113	S. Claude, garçon de magasin.	H.	21	Brun, bien constitué, pas de diathèse, pas de maladie antérieure.	4 mars 1873, aperçoit un chancre survenu après une incubation de 21 jours. Entre au Midi, service Heurteloup. Pas de mercure.	Entre au Midi le 22 avril, plaques muqueuses et syphilide papuleuse lenticulaire. Dès ce moment, proto-iodure et traces de sublimé.	Le 23 mai, ulcération à l'épaule et en divers points. En août, sarcocèle syphilitique (Mauriac). En octobre, synovite tendineuse (Lailler). Iodure de potassium.
105	Id. 38	Marie M., prostituée (depuis l'âge de 14 ans).	F.	28	Brune, chétive.	Petit bouton sur la lèvre droite.	Eruption polymorphe, pustuleuse à la fin et précédée de symptômes généraux graves qui exigèrent le séjour au lit. Mercure.	Presque sans transition, ces éruptions devinrent des ulcérations pustulo-crustacées avec récidives incessantes. Aujourd'hui, lupus syphilitique de la fesse.
106	Giorgini. 19	A. Paul.	H.	35	Robuste, sanguin.	Janvier 1873. Nitrate d'argent.	En mars 1873, douleurs rhumatoïdes, syphilide polymorphe, pustules crustacées, syphilide galopante. Injection Scarenzio.	En avril 1873, gommes, iritis syphilitique, rétinite atrophique, progression, douleurs ostéocopes, symptômes de cachexie. Iodure à haute dose. — Fer.
107	Pers[le] 77	M. Emma.	F.	24	Très-blonde.	7 à 8 semaines après un accouchement, contracta en nourrissant son enfant un chancre au sein (?). On confia l'enfant à une nourrice qui prit du mal 2 ou 3 mois après.	Eruption, très-confluente probablement d'ecthyma qui a laissé de profondes traces surtout aux jambes. Elle entre à Lariboisière en cet état. On lui donne du sirop de Gibert.	Sans transition et immédiatement paraissent des ulcérations. Elle n'a probablement jamais eu de secondaires. Elle est encore à l'hospice pour des ulcérations profondes de la face (sourcils, nez). Iodure

NUMÉROS.	NOMS DES AUTEURS.	NOMS & PROFESSIONS DES MALADES.	SEXE.	AGE.	TEMPÉRAMENT. HYGIÈNE.	CHANCRE INITIAL. DATE. TRAITEMENT.	ACCIDENTS SECONDAIRES. DATE. — NATURE. — TRAITEMENT.	ACCIDENTS TERTIAIRES. DATE D'APPARITION. — NATURE.
				ans				
108	Pers[le] 93	S., coiffeur (de la Vienne).	H.	21	Brun, vigoureux, robuste.	En juillet 1873, chancre amygdalien (à droite), angine violente, fièvre considérable, céphalalgie. Traitement antiphlogistique jusqu'à la roséole. Pas de mercure.	3 semaines après le chancre, roséole papuleuse. Van Swieten.	Presque en même temps, éruption pustuleuse qui, par poussées successives, s'est prolongée jusqu'aujourd'hui; rupia, infiltration cutanée, gommes. Iodure.
109	Id. 84	Veuve L.	F.	37	Très-grosse, tr.-forte. Tempérament sanguin.	En 1861, prit la vérole en embrassant quelqu'un. Pas vu le chancre. Non traité.	Symptômes généraux très-intenses, céphalalgie surtout très-violente, angine, éruption papuleuse lenticulaire. Pilules de Sédillot.	En même temps que les secondaires eut une éruption en forme de coquillage qui a laissé des traces aux bras. 1 an après fut paralysée 6 semaines? Perte de mémoire, probablement méningite. — Aujourd'hui, infiltration gommeuse de la peau du front. Iodure.
110	Id. 86	G., ciseleur.	H.	25	Bonne santé antérieure, non scrofuleux, pas d'excès, blond.	1868, il y a 6 ans, contracta un chancre volumineux qui laissa une profonde empreinte sur le gland. Ne fit pas de traitement.	Entra au Midi et prit du mercure. Il était porteur de plaques muqueuses au scrotum. Mercure.	En même temps, éruption d'ecthyma en forme de coquilles d'huîtres et ulcérations qui ne guérirent qu'avec l'iodoforme. En janvier 1871 exostoses tibia, ulcération du voile du palais. En janvier 1873, exostoses cubitus. En octobre 1873, paralysie du membre supérieur droit. Iodure.
111	Giorgini. 6	Jean C.	H.	27	Chétif, bilieux.	Juin 1870, chancre. Iodoforme, charpie.	En juillet 1870, roséole, plaques opalines, ganglions, douleurs rhumatoïdes. Calomel, injection Scarenzio.	En septembre 1870, ostéo-périostite du sternum, iritis syphilitique, gomme de la voûte du palais. Iodure de potassium. Guérison assez rapide.

Observation 8. — *Syphilis. — Chancre très-petit, accidents ultérieurs considérables. — Epilepsie syphilitique.* (Service de M. Dron.)

G... Antoine, 43 ans, né à Lyon, tisseur, entre le 26 mai 1873 à l'Antiquaille.

A 4 ans perdit l'œil gauche à la suite, dit-il, d'un épanchement dans la tête. — A 28 ans eut la syphilis ; chancre insignifiant; traitement mercuriel dès l'apparition des accidents qui se bornèrent, dit le malade, à une éruption palmaire et à des syphilides buccales ; peu après eut des atteintes de pelade ; 3 ou 4 ans après, plaques muqueuses sur le scrotum ; 10 ans plus tard eut sur l'épaule gauche une affection squameuse ou croûteuse qui disparut sous l'influence de l'iodure et laissa une tache rouge qui fit plus tard place à une cicatrice blanche non déprimée.

Notons de plus une hypocondrie syphilitique, une mercuriophobie très-accentuée, ayant déterminé un grand abattement, de la dyspepsie. La maladie pour laquelle il est entré consiste en vertiges.

Début de ces vertiges, il y a 3 ans; se montraient pendant le jour quand le malade se tenait debout; quand il levait la tête pour regarder le ciel, il ressentait un mouvement nerveux durant quelques secondes, mais jamais d'évanouissements ou de perte de connaissance; mémoire fort affaiblie, surtout pour ce qui concerne les dates ; présence d'esprit diminuée. — Soulagement par les purgatifs. Pas d'amélioration par les anti-spasmodiques.

Aggravation considérable de l'affection il y a 15 mois ; le malade prend une attaque, il tombe à la renverse dans un ruisseau, perte de connaissance pendant une ou deux secondes, pas de morsures des lèvres ou de la langue. L'attaque n'est pas prévue par le malade qui tombe soudainement comme foudroyé. Depuis, des attaques nouvelles se sont montrées. Le malade a séjourné 3 mois à la

Croix-Rousse sans éprouver d'amélioration, excepté lorsqu'on lui a administré l'iodure. Pas de paralysie, mais sensation d'engourdissement. La sensibilité partout intacte.

OBSERVATION 9. — *Rétrécissement syphilitique du rectum.* (Service de M. Daniel Mollière.)

Rosalie F..., âgée de 30 ans, née à Champs (Isère), piqueuse de bottines, entrée le 1er août 1873.

A eu deux enfants, à 19 et 20 ans. L'un est mort en nourrice, l'autre se porte bien.

A 22 ans, contracte un écoulement en même temps qu'une éruption bulleuse dont on retrouve des traces sur les bras et à la face. Elle occupait les bras, les jambes, la face et le cuir chevelu. La malade entre à l'hôpital de Grenoble où elle reste 2 mois. On lui donna de la tisane de salsepareille et des pilules (120). (On chercha vainement, dit-elle, des ganglions engorgés dans le pli de l'aine.) Elle souffrait aussi en ce moment de douleurs dans la tête, douleurs qui revenaient 2 ou 3 fois par jour. Elle se souvient parfaitement qu'on parlait devant elle d'exostose. Enfin elle sortit guérie. Depuis ce moment, elle n'eut aucune autre manifestation, mais il y a 3 ans, elle s'aperçut d'une douleur en allant à la selle, douleur limitée à l'anus. Elle rendait du sang quelquefois mêlé de pus. Notre malade ne se traita alors que par des purgations réitérées. A cette époque se développèrent au pourtour de l'anus les petites tumeurs papillaires qu'on y trouve encore maintenant. Elle eut toujours depuis de plus en plus de difficulté d'aller à la selle et souffrait quelquefois beaucoup. Les matières fécales étaient effilées sous forme de ruban de la grosseur d'une plume à écrire. Elle allait 2 ou 3 fois par jour à la chaise. Son traitement ne consistait qu'en purgatifs et lavements.

Depuis qu'elle est à Lyon a beaucoup maigri. Il y a

un an qu'elle a de l'aménorrhée. Les règles ne sont venues que 2 ou 3 fois et très-peu. Enfin, souffrant davantage et voyant que son état empirait, elle s'est décidée à entrer à l'hôpital.

A l'examen local, on constate qu'elle est atteinte d'un rétrécissement du rectum. Ce rétrécissement organique est étroit surtout à la limite supérieure qu'on ne peut atteindre qu'en partie avec le doigt. Pour faire franchir le bord supérieur à la sonde rectale, il faut, en effet, l'introduire de 16 ou 17 centimètres. La surface interne du rectum présente une grande quantité de petites saillies verruqueuses dures, proéminant par une de leur faces et se touchant par les autres. Si on cherche des ganglions, on n'en trouve nulle part. Cependant au niveau de l'épitrochlée gauche, on sent une petite tumeur qui paraît située plus profondément que le ganglion normal. On traite la malade par l'iodure de potassium et la dilatation progressive au moyen de sondes rectales.

Aujourd'hui 8 septembre, l'amélioration est très-marquée. On passe une sonde de 2 centimètres de diamètre. La malade souffre beaucoup moins pendant la défécation : les matières ne sont plus aussi ténues et elle va moins souvent à la selle.

Depuis 2 jours présente, en outre, une hydrarthrorse des deux genoux. — Etat général du reste assez satisfaisant.

8 septembre. L'iodure est porté à 3 grammes.

Observation 10. — *Gommes multiples, ulcération.* (Service de M. Dron.)

R... Camille, 31 ans, cuisinier, né dans l'Ardèche.

Il y a une dizaine d'années, eut un écoulement pour lequel il resta 3 mois à l'Antiquaille. Ensuite, 6 ou 8 mois après, eut en même temps : chancre, bubon fougueux et écoulement, et fit un séjour de 14 mois en 1862.

Ne prit que des anti-strumeux et pas de pilules, quelque peu de Chopart.

Un an peut-être après sa sortie souffrit de plaques au gosier, à la langue, et de papules sur le corps. Il fut traité par M. Boussuge qui lui donna du mercure, puis il fit une saison d'eaux à Uriage et revint guéri.

Est marié depuis 6 ans avec une veuve qui avait eu des enfants avant son mariage et qui n'est pas devenue enceinte depuis.

Il y a 3 ou 4 ans plusieurs accidents tertiaires paraissent, ulcères à la jambe; il prend de l'iodure de potassium et finit par en guérir il y a un an; mais peu après reparurent d'autres ulcères. Sur la lèvre supérieure petite gomme de la peau, sur le bras, le biceps; depuis un an une série de gommes ecthymateuses qui ont occasionné un ulcère très-profond.

Etat général bon.

Observation 11. — *Vastes ulcérations tertiaires.* (Service de M. Gayet; — communiquée par M. Cordier, interne du service.)

Louis M..., âgé de 41 ans, né à Charbonnières, demeurant à Lyon, vigneron, célibataire.

Ce malade a contracté en 1853, alors qu'il était militaire en Crimée, un chancre qui siégeait sur le gland, et qui se compliqua de phagédénisme. On en voit sur le gland la trace cicatricielle. Le prépuce est presque complètement détruit. A 1 centimètre en arrière du gland, existe un noyau induré siégeant dans la peau. Ce chancre fut traité par des cautérisations, on ne donna pas de traitement spécifique interne au moins au début; mais, quelques semaines après le début, se manifestèrent divers accidents secondaires, se montrèrent : éruption papuleuse très-confluente, polyadénie considérable, alopécie qui persista un mois et plus après la disparition de tous les autres accidents à cette période; il prit plus de 50 pilules de mercure, ce qui, cependant, n'amena jamais de salivation. Il y a 12 ans, c'est-à-dire en 1859, il présenta de vastes ulcères, dont on voit encore aujourd'hui les cicatrices concentriques. Ces cicatrices sont souples, blanches et limitées par des demi-cercles. Déjà, à cette époque, s'était manifesté un mal de gorge persistant qui ne disparut que par un traitement institué à l'hôpital militaire. Il reprit quelques pilules et des potions.

Depuis 1863, le mal de gorge a reparu et n'a fait que s'aggraver.

Actuellement, la paroi postérieure du pharynx est complètement ulcérée; l'ulcère est irrégulier, grisâtre, anfractueux; il remonte très-haut et descend très-bas, car il est impossible de voir les limites supérieures et inférieures.

Le voile du palais est ulcéré; la luette est détruite, et à gauche, le voile du palais est uni à la paroi postérieure du pharynx. Une partie du pilier droit est détruite. La voûte palatine est intacte.

Déglutition douloureuse. Les aliments et surtout les boissons reviennent par le nez. La respiration, elle-même, est fort pénible; elle est bruyante. On peut croire que la glotte est rétrécie.

Aphonie presque complète, toux continuelle: 0 gr. 50 d'iodure de potassium.

Le malade est sorti le 15 janvier appelé par affaire; l'ulcération est presque complètement cicatrisée. Il promet de continuer encore le traitement et de revenir nous voir.

Observation 16. — *Syphilis mercurialisée. Accidents nerveux. Hémiplégie.*

B..., fabricant de chaussures, âgé de 28 ans, entré le 8 avril à l'Antiquaille.

Syphilis, il y a environ 5 ans, le chancre a été très-large, les accidents secondaires nombreux et confluents. Le malade fut soumis à cette époque à un traitement mercuriel à l'Antiquaille. Les accidents secondaires ont persisté pendant plusieurs mois, puis le malade traversa sans encombre environ 3 années. Il y a 10 mois douleurs ostéocopes dans les tibias, séjour de 3 semaines à l'Antiquaille (iodure de potassium). Il y a 1 mois hémiplégie du côté gauche, sans prodrômes ni perte de connaissance, qui disparut au bout de 2 jours. Depuis 6 jours hémiplégie droite survenue à la suite d'une longue marche. Céphalalgie habituelle, ecthyma profond des membres peu confluent.

Observation 17. — *Syphilis traitée dès les secondaires. Sarcocèle.* (Service de M. Dron.)

L..., maçon, 28 ans, né à Novic, entré le 13 mai 1873 à l'Antiquaille.

Aucune maladie dans son enfance. Il y a 6 ans, à 22 ans, eut un chancre induré; pas d'éruption à la suite; plus tard, plaques muqueuses du gosier. (Traitement mercuriel.) Il y a 8 ans, fut soigné à Lariboisière d'une fièvre qui dura 2 mois et paraît avoir été une affection pulmonaire. Depuis, sa santé s'est maintenue assez bonne.

En juillet 1872, sentit un noyau induré à la base de l'épididyme droit. La tumeur a grossi fort lentement jusqu'à ces jours derniers. Mais, depuis un mois, l'extension de l'induration, l'accroissement de la tumeur, ont été très-rapides. L'affection n'est douloureuse que depuis très-peu de jours; la douleur s'étend jusque dans le bas-ventre. Le repos la calme complètement.

Actuellement l'épididyme dans sa totalité, présente une dureté presque ligneuse, et paraît, du reste, avoir subi une augmentation de volume considérable. Le cordon est induré, mais très-légèrement. Enfin, la tunique vaginale est le siége d'un épanchement volumieux, dont la transparence est facile à constater. Le testicule, qu'il n'est du reste pas possible de percevoir, paraît complètement indemne.

Observation 26. — *Chancre. Accidents secondaires. Traitement mercuriel. Ulcérations tertiaires, précoces et étendues.* (Service de M. Daniel Mollière.)

Jérôme L..., 33 ans, né à Charolles, teneur de livres; sa mère en bonne santé, père mort à l'âge de 58 ans d'un rhumatisme, santé excellente dans son enfance, entre, le 8 août 1873, dans la salle Saint-Sacerdos.

A 25 ans, prit sur le prépuce, un chancre qui s'accompagna d'un phimosis et survint environ 1 mois après le coït. Il était gros comme une lentille, il sécrétait beaucoup sans présenter d'induration, dit le malade. Dès le début, il fut traité par un médecin qui n'épargna pas les cautérisations, mais ne fit pas de traitement interne.

2 ou 3 mois après le chancre disparu, survint une éruption généralisée papuleuse, à assez volumineux éléments. Il fit, pendant quelque temps, un traitement mercuriel. L'éruption disparut et reparut à diverses reprises pendant 1 année. Pas de mal de gosier, pas de plaques du scrotum ni de l'anus. Pas de céphalalgie, ni de douleurs dans les membres.

En même temps paraissait une gomme de la jambe gauche, dont on voit encore la trace cicatricielle. A 29 ans, sur le milieu de la jambe droite, naît un petit bouton qui s'ulcéra rapidement et détermina sur toute l'étendue de la jambe, des ulcérations successives ou simultanées qui, aujourd'hui, 4 ans après, n'ont pas encore disparu.

Environ 3 mois après le début, la face antérieure de la jambe tout entière, du genou aux malléoles, n'était qu'un vaste ulcère, avec suppuration très-abondante à odeur assez vive, mais occasionnant peu de douleur. C'était le matin, quand il sortait du lit que L... éprouvait quelque difficulté à mouvoir le membre, mais le mouvement lui avait bientôt rendu la force et la facilité de la marche.

Il consulta plusieurs médecins, qui, tous se bornèrent à lui conseiller le repos sans iodure de potassium.

A son entrée à l'Hôtel-Dieu, le 8 août 1873, la partie supérieure de l'ulcération est cicatrisée; mais sur la moitié inférieure, se voient des ulcérations serpigineuses à bords bien hémicycliques, à fonds très-déprimé et à sécrétion très-abondante. Au-dessus du genou, la cicatrice d'une ulcération ronde du début. En même temps, sur le reste du corps des traces de papules récentes. On administre l'iodure de potassium, 2 grammes par jour. Au bout de 8 jours, le mieux est manifeste; les ulcérations, profondes au début, semblent s'être comblées ; elles ne sécrètent plus et sont recouvertes de bourgeons charnus du meilleur aspect.

Ganglions inguinaux assez développés du même côté ; le reste du système lymphatique indemne.

Observation 34. — *Lupus syphilitique survenu 2 ans après l'infection.* (Service de M. Dron.)

B..., né à Saint-Etienne, y demeurant, âgé de 43 ans. Entré le 18 juin 1873. Eut à 38 ans un chancre induré, à la suite duquel vint une éruption cutanée généralisée. Il ne fut soumis au traitement interne que lorsque les accidents secondaires parurent. Depuis, n'eut de plaques, ni au gosier, ni à l'anus, mais en eut, dit-il, sur la verge.

A 40 ans, il y a 2 ans, débuta l'accident qui l'amène aujourd'hui. Apparition d'éruption pustuleuse avec croûtes épaisses. Ces éruptions affectent une forme circulaire d'un rayon assez étendu. (On en voit une sur le flanc droit, une sur l'omoplate et la racine du bras droit, une troisième à la région antérieure du tiers inférieur de l'avant-bras gauche.) La surface du cercle circonscrit devient à l'intérieur légèrement papuleuse et d'un rouge très-vif.

Aujourd'hui ces 3 plaques ne sont entourées que de quelques croûtes assez clair-semées sur leurs bords, la surface un peu chaude, tuméfiée légèrement, est remarquable surtout au flanc par l'éclat de sa teinte rouge vif.

9 juillet. — Sort en bonne voie, a été soumis au traitement mixte.

Observation 42.— *Syphilis traitée* a secundariis *énergiquement par le mercure. Accidents nerveux ultérieurs.* (Service de la clinique médicale, suppléance de M. Humbert Mollière.)

P... Edmond, âgé de 26 ans, employé de commerce, entre le 28 juillet 1873 à l'Hôtel-Dieu de Lyon.

Il porte sur le corps, les membres et le tronc des cicatrices qu'il fait remonter à son enfance et qui paraissent avoir été de l'ecthyma. Jusqu'à 20 ans, souffrit d'incontinence d'urine, mais pas toutes les nuits. Il a fait la campagne de Chine et a été atteint des fièvres du pays, a reçu à Mito un coup de bambou sur le mollet droit, il en résulta une plaie qui ne guérit qu'au bout de 14 mois. En Cochinchine après un coït avec une annamite, eut pendant 15 jours la verge tuméfiée et couverte de petits boutons.

Vers le 3 mars 1871, revit une fille qu'il avait connue autrefois ; 15 jours après parut un chancre, sur le gland, près le filet. Il dura à peu près 3 mois, il était très-dur et devint assez étendu. Le malade rapporte, qu'en se grattant sur le ventre, il détermina une ulcération considérable que M. Liégeois appela chancreuse.

En avril, 1 mois 1/2 après le début du chancre, aucun traitement interne n'ayant encore été fait, il vit survenir une éruption de papules très-confluentes, et d'un volume considérable. Au début, M. Liégeois administra la liqueur de Van-Swieten, mais, comme elle était mal supportée, il pratiqua des injections de sublimé (1 par jour), et en fit 25. P... avait à ce moment des plaques muqueuses très-confluentes de la gorge, des douleurs très-violentes dans les os, fortes surtout la nuit. Il eut ensuite une salivation très-intense. Les chancres avaient disparu, mais les plaques muqueuses duraient encore quand il sortit du Midi (le 2 mai 1871).

Le 16 mai rentre à l'hôpital, il avait eu de nouveaux rapports et de nouveaux accidents avaient paru sur le pénis en un point voisin de l'ancien, les plaques florissaient encore. On le soumet à des enveloppements des membres (1 par jour) dans de l'onguent napolitain. Il resta 28 jours et partit bien guéri.

En 1872, en Afrique, contracte avec une femme arabe des chancres non indurés, moux (durée 1 mois). Une nouvelle poussée syphilitique paraît ; c'étaient de grosses papules comme la première fois, plaques muqueuses de la gorge, etc. Il ne fait pas de traitement et voit fort lentement en 8 mois disparaître presque complètement son éruption.

En juin 1873, entre à l'Hôtel-Dieu. Douleurs de tête nocturnes intolérables jusque vers 2 ou 3 heures du matin, élancement dans les régions frontales et occipitales, sensation de pesanteur, étourdissements, perte de la mémoire ou du moins affaiblissement considérable de cette fonction. La parole est embarrassée, lente. La débilité, du reste, est générale. Les mouvements s'exécutent sans précision surtout du côté des membres inférieurs. Présente tous les attributs d'un état cérébral grave. — Il est soumis à l'usage de l'iodure de potassium.

Observation 43. — *Chancre en 1869. Mercure dès les secondaires. Ulcérations tertiaires 2 ans après.* (Service de M. Dron.)

Eugène C..., âgé de 32 ans, né à Champareillan, chiffonnier, entré le 22 mars à l'Antiquaille.

En été 1869, après avoir eu de nombreuses blennorrhagies, contracta la syphilis ; chancre survenu environ 8 jours après le coït. Le malade ne se rappelle pas avoir eu d'éruption. Lorsqu'il alla consulter un médecin, il portait 1 chancre et 2 plaques muqueuses scrotales. Le traitement mercuriel a donc été institué après l'éclosion des accidents secondaires. Il fut continué assez longtemps.

En été 1871, ulcération du sillon genio-nasal ; elle sécréta fort longtemps et nécessita un séjour à l'Antiquaille ; à la même époque se fit une perforation de la voûte palatine. En même temps, le malade souffrait de plaques muqueuses du gosier et de syphilides tuberculeuses ayant déterminé des ulcérations sur chacune des épaules ; sur les omoplates il a été cautérisé au fer rouge, et porte une cicatrice déprimée adhérente à l'os. Enfin, il a eu des ulcérations de la muqueuse buccale et a perdu une bonne portion du rebord du maxillaire.

De plus, en été 1871, débuta une *affection testiculaire.* L'organe du côté gauche se tuméfia et s'indura de jour en jour. Pas de douleurs, sinon après les fatigues trop prolongées. La tumeur ne cessa de s'accroître jusqu'à son entrée à l'Antiquaille, le 22 novembre 1873.

Actuellement le testicule est à peine augmenté de volume ; on le sent dur, à peu près uniformément en tous ses points ; sa capsule paraît épaissie, lisse, de surface régulière. L'épididyme ne participe qu'en quelques points assez rares à l'induration. La sensibilité des parties est absolument nulle ; on peut les presser très-vigoureusement, sans exciter la moindre douleur.

OBSERVATION 44.— *Shyphilis mercurialisée* a secundariis. *Troubles nerveux. Hémiplégie.* (Service de M. le Dr Chappet, communiquée par M. Jubin, interne du service.)

Rosalie M..., domestique, né à Cublize (Rhône), 35 ans, entrée le 14 juin 1873.

A 14 ans et 10 mois eut un enfant, âgé de 10 ans actuellement.

En été 1871, était depuis 2 mois avec un nouvel amant, quand elle se vit atteinte de syphilis. Elle était couverte de boutons sur le ventre, petits boutons noirs, pas de plaques à la vulve, ni au gosier. Elle entre à l'Antiquaille dans le service de M. Gailleton ; on lui donne immédiatement de l'iodure et des pilules, mais elle menait en même temps une fâcheuse hygiène et, à son dire, s'enivrait tous les jours avec le café et le vin qu'elle pouvait s'acheter. A ce moment, du reste, elle souffrait déjà beaucoup de crises de tête, c'était dans le côté gauche que les douleurs céphalalgiques étaient le plus violentes. Elle sortit une première fois guérie, mais non de ses douleurs de tête qui l'ont poursuivie jusqu'à présent, 2 ans 1/2 après. Depuis qu'elle est syphilitique, n'a jamais été réglée. Au printemps de 1873 paraît un ulcère de dimension considérable à la jambe droite.

En juin 1873, après un chagrin violent, elle fut prise tout à coup d'affaiblissement de la jambe et du bras droits. Le bras conserve assez de force, mais elle est obligée de traîner la jambe et fauche en marchant. Il n'y a pas eu de perte de connaissance et depuis elle n'a pas éprouvé de céphalalgie. Pas de troubles des organes des sens, mais exaltation nerveuse, mobilité, vivacité de langage complétement anormale. La malade est soumise à l'iodure de potassium et voit son état s'améliorer assez rapidement.

Observation 50. — *Chancre. Iritis. Traitement mercuriel, vastes ulcérations buccales.*

M..., née aux Roux, demeurant côte des Carmélites, femme de ménage, âgée de 50 ans, entrée le 2 septembre 1873, à l'hôpital de la Croix-Rousse.

N'a jamais fait de maladie, a été mariée pendant 12 ans depuis l'âge de 17 ans jusqu'à 29 ans. A eu 5 enfants.

2 en bonne santé, 3 morts en très-bas âge (l'un mort-né, 9 ans, 15 jours), le père est mort d'une fièvre en 12 jours.

Il y a 10 ans, prit un amant, ancien militaire, n'ayant pas de mal apparent, et s'aperçut bientôt de cuisson en urinant. Au bout de 4 mois, pertes nombreuses, douleurs diverses pendant la miction. Elle était malade depuis 8 jours quand le médecin la vit. Elle n'avait pas de boutons, point de mal au gosier, absolument aucun symptôme général.— Pas de pilules, traitement anodin.

Il y a 4 ans voit survenir une éruption pustuleuse dont elle fut soignée par le docteur B***; lassitude, dégoût de travail, inappétence, en même temps douleurs de tête, puis iritis double et mal de gosier très-intense. Le médecin ordonna une tisane, mais pas de pilules et pas de traitement spécifique.— Elle entre à l'Hôtel-Dieu, service de M. Gayet, 20 août 1869, et y reste 8 mois, salle Saint-Paul, 114. M. Gayet donna des pilules mercurielles et pratiqua une iridectomie à droite. Les boutons disparurent. A la sortie de l'hospice, douleurs dans les genoux et dans les jambes, douleurs générales, fièvre nocturne.

1 an après sa sortie, rentra pour un ulcère de la jambe, région malléolaire à gauche, guérit par l'iodure.

Resta guérie depuis.

Depuis 3 ou 4 mois ressentait quelques douleurs dans le palais; il y a 1 mois 1/2, sur le voile du palais, vers le bord, à droite, parut un épaississement et une induration du volume d'une grosse amande, la couleur est rouge sombre; sur le bord paraît une ulcération profonde creusée à pic, surface couverte de pus. La luette est gonflée, rouge, déviée à gauche et légèrement en arrière. — Potion iodure de potassium; sirop écorce d'orange, 40 gr.; gargarisme boraté, iodure de potassium, 3 gr. 50.

9 septembre, amélioration sensible, guérison.

Observation 56. — *Syphilis mercurialisée* a secundariis. *Gomme de la joue gauche.* (Service de M. Dron.)

M*** cultivateur, 36 ans, né à Saint-Véran, entré le 27 mai 1873. Chancre infectant en janvier 72, induration persistante. Adénopathie bi-inguinale. Ganglions occipitaux, chute des cheveux, plaques muqueuses à l'anus. 2 pilules proto-iod. Liq. Van-Swieten. Eruption généralisée probablement papuleuse dont il porte les traces. Douleurs névralgiques de la tête assez intenses.

Mai 1873. — Il y a 8 jours, se montra sur la partie gauche du nez une petite rougeur, dure au toucher, très-douloureuse, prurit intense. Ce gonflement devint de plus en plus considérable; la tuméfaction proémina à l'extérieur et dans l'intérieur de la narine avec un léger jetage purulent. A l'entrée la rougeur est très-accentuée, rouge sombre uniforme. Au-dessous de l'aile du nez un point fait une saillie plus considérable; léger œdème de la paupière supérieure. Douleurs vives, grande sensibilité à la pression, sensation d'élancements dans les gencives. Etat général bon, pas de fièvre. Iod. potass. 4 gr. Guérison très-rapide.

Observation 58. — *Chancre contracté à Constantinople. Accidents tertiaires graves. Sarcocèle double.* (Service de M. Dron.)

F. D..., âgé de 37 ans, né à Clermont, garçon marchand de chevaux, demeurant à Lyon, entré le 19 juin 1872 à l'Antiquaille.

Eut au mois d'octobre 1871, à Constantinople, un chancre sous-phimosis auquel il ne fit aucun traitement avant le 4 janvier 1872. A cette époque il entra à l'Antiquaille (débridement du phimosis, ouverture de deux ganglions dans les plis de l'aine, inoculation négative et du chancre et des ganglions). Apparition pendant son séjour de quelques syphilides discrètes. Quelques croûtes dans les cheveux.

Sorti le 12 mars 1872, il ne fut jamais bien portant : ses ganglions inguinaux suppurèrent encore de temps à autre.

Le 30 avril il entre à l'Hôtel-Dieu, salle Saint-Sacerdos, pour des douleurs vives de l'orbite et une double ophthalmie qui paraissent avoir été des iritis et qui ont été guéris en 1 mois 1/2.

C'est pendant son séjour que se sont manifestées une inflammation des testicules et une éruption généralisée.

Actuellement, les douleurs péri-orbitaires ont disparu, mais au soleil la lumière est très-pénible. L'atropine dilate normalement la pupille. Le corps tout entier est couvert de petites pustules soit impétigineuses, soit ecthymateuses ; l'éruption est surtout confluente sur les membres inférieurs et supérieurs. Quelques croûtes dans les cheveux, pas d'alopécie. Pas de plaques muqueuses.

Douleurs vives au niveau des articulations tibio-tarsiennes dans les tibias et les mollets ; la marche est presque impossible ; légère exostose sur la face antérieure du tibia gauche. Nombreux ganglions cervicaux postérieurs. Les ganglions inguinaux sont très-volumineux dans le pli de l'aine, à gauche et à droite ; les fistules ont persisté longtemps et actuellement, il se formerait encore de temps à autre de petits abcès.

Les testicules sont volumineux.

Le testicule gauche est à peu près sain ; seul l'épididyme est plus dur, plus volumineux et légèrement douloureux à la pression. Le cordon est sain. Pas de blennorrhée. Le testicule droit est plus volumineux ; la tuméfaction siége dans le testicule proprement dit qui est assez dur, et dans l'épididyme qui peut être facilement isolé.

Le malade est soumis à l'usage de l'iodure.

OBSERVATION 62. — *Triple chancre infectant, mercure à secundariis. — Ulcère gommeux des membres supérieurs.* (Service de M. Dron.)

D... François, 49 ans, né à Romanêche, teinturier, entré le 4 juillet 1873, à l'Antiquaille.

Il y a 3 ans, fit à l'Antiquaille en octobre 1870 un séjour d'un mois. Il était à ce moment porteur de 3 chancres sur la verge. Ils furent guéris rapidement (pas de mercure). Quand il quitta l'hôpital, il était couvert de taches rouges qui durèrent 3 semaines. Un an et demi après, éruption ecthymateuse sur les jambes, en même temps éruption sur le cuir chevelu et plaques muqueuses buccales; il fut soumis à un traitement anti-syphilitique mixte, à la consultation, mais l'irrégularité avec laquelle il l'exécuta et la persistance de la maladie l'engagèrent à entrer ici.

Actuellement sur la jambe gauche, région de la malléole interne, se voient de gros et larges tubercules violacés, ulcérés. Plus en dehors, sur la plante même des pieds, érosions psoriasiformes de la couche cornée de l'épiderme.

Sur la jambe du même côté se voient des cicatrices foncées non déprimées; enfin sur la même jambe, des veines variqueuses très-dilatées. Le malade a été rapidement amélioré par le sirop de Gibert.

OBSERVATION 63. — *Vastes ulcérations gommeuses. Syphilis traitée par l'hydrargyre dès les secondaires.* (Service de M. Dron.)

Claude C..., 57 ans, né à Illiat (Thoissey), cultivateur, entré le 25 août 1873 à l'Antiquaille.

A l'âge de 18 ans, souffrit pendant 6 mois de fièvres intermittentes tierces. C'est la seule maladie qu'il se rappelle. Il y a une vingtaine d'années pourtant éprouva pendant une dizaine de jours des douleurs dans un genou.

Il y a 27 ans, se maria avec une femme qui le trompait fréquemment et a eu 4 enfants dont le dernier a 9 ans Elle eut une fausse couche au début du mariage.

Il y a 4 ans, C... qui n'avait jamais manqué de fidélité à cette femme, vit survenir un chancre sur le sillon. Il était, dit le malade, de petite dimension et fut cautérisé fréquemment par un médecin. Au bout d'un mois environ survinrent des syphilides de la bouche et du gosier. *Ce ne fut qu'à cette époque que le mercure fut administré.* Le malade perdit ses cheveux, éprouva peu de malaises généraux, ne suspendit pas ses travaux et se crut guéri. (Il ne se rappelle pas d'éruption cutanée.)

Un an après, le malade fut atteint d'une syphilide ecthymateuse, qui détermina des ulcérations profondes des deux jambes et quelques-unes sur le bras gauche.

Cette poussée survint au moment des moissons, c'est-à-dire pendant que notre malade se livrait à de grandes fatigues.

2 ans après le chancre, il fut malade quelques jours. Il avait été battu par des paysans, qui lui avaient fait une plaie à la paume de la main droite ; le médecin qui le vit le lendemain lui dit qu'il avait l'épaule et la main démises. Le membre resta toujours douloureux depuis.

4 ans après le chancre, en mai 1873, paraît l'affection qui l'amène aujourd'hui à l'Antiquaille. Sur le bord radial de l'avant-bras droit, au tiers inférieur, survient un bouton ; le malade l'écorche, puis le brûle ; une ulcération s'ensuit sur le même avant-bras près du bord cubital, un peu plus bas ; 2 mois après se montre une deuxième ulcération. De nombreux remèdes y furent appliqués. Les ulcérations ne faisaient que grandir.

En août il entre à l'Antiquaille.

Aux deux points indiqués se voient deux ulcérations, très-profondes. Le point le plus déprimé du fond est certainement à 1 centimètre au-dessous du niveau de la peau avoisinante. De gros bourgeons rouges, baignés de pus, en constituent la surface. Pourtant il semble que le fond a entamé les couches musculaires, car l'on voit de longues traînées en forme de saillies longitudinales. Les bords sont irréguliers et déchiquetés. La main est ramenée dans l'extension forcée, les phalanges dans la flexion et les phalangines dans la demi-flexion sur les phalanges. La main est légèrement œdématiée et ne peut faire le moindre mouvement. Etat général mauvais. Cet homme marque un âge bien supérieur à celui qu'il a.

Soumis au traitement ioduré.

OBSERVATION 64.— *Syphilis traitée par le mercure* a secundariis. *Paraplégie quelques mois après.* (Salle Ste-Elisabeth. Communiquée par le Dr Humbert Mollière.)

Claude F..., né à Lyon, y demeurant, tisseur et acteur, 41 ans. Peu robuste, mais cependant toujours extrêmement bien portant. Père mort à 55 ans d'une affection urinaire, pas d'hérédité. A eu des éruptions à la tête étant enfant, pendant 4 ou 5 ans, grosseurs sous le cou, pas de mal aux yeux. A dix-huit ans blennorrhagie cordée, qui dura 4 mois. A 21 ans contracte un chancre dans le sillon ; ce chancre a rongé une grande quantité de tissus, le malade l'appelle chancre rongeur. Il n'y fit rien du tout et ne se rappelle pas avoir eu à sa suite d'éruption cutanée, ni muqueuse, pas d'alopécie, pas de symptômes de syphilis. Pendant 17 ans, de 1853 à 1870, il resta parfaitement bien portant.

En 1870, nouveaux accidents, rougeurs sur la verge qui déterminent une tuméfaction et un phimosis ; il n'avait pas vu d'autre femme que la sienne, mais sa femme était *actrice*. 8 jours après, il était couvert de boutons ; mal au gosier, aux parties génitales. Les boutons confluents et rouges ne durèrent pas moins de 6 mois après lesquels ils disparurent sous l'influence d'un traitement mercuriel dirigé par le Dr Chatelet (pilules Dupuytren). Ce ne fut qu'en août 1871 qu'il fut complétement guéri.

Vers septembre 1871 ressentit des lenteurs, des lourdeurs dans la jambe droite. Le 18 novembre il fut atteint de paraplégie et entra dans le service de la clinique médicale, où il fut soumis à l'usage de l'iodure de potassium.

OBSERVATION 105. — *Syphilis grave, maligne. Mercure. Récidives incessantes, ulcérations tertiaires.* (Service de M. Gailleton.)

Marie M... a été prostituée depuis l'âge de 14 ans. S'était très-bien portée depuis son enfance. Avait fait un séjour à l'Antiquaille pour des irrégularités menstruelles. Pas de rhumatismes, pas de boutons sur la peau. Le père est en très-bonne santé. La mère morte il y a 2 ans de fluxion de poitrine. Frères et sœurs en très-bonne santé.

A 21 ans s'aperçut d'un petit bouton à la lèvre droite, il s'est ulcéré au bout de 4 ou 5 jours. Avant l'éruption, souffrit de phénomènes inflammatoires, fièvre violente, douleurs d'estomac, céphalalgie, qui l'obligèrent à garder le lit pendant 15 jours. 8 jours après paraît une éruption suivie d'ulcérations. Elles durèrent 2 ans et ont laissé sur la face des traces profondes et étendues, de larges pertes de substances blanches déprimées sur le front, les lèvres, les seins, les cuisses, les jambes. Ce fut durant cette éruption qu'on commença l'administration du mercure. Elle fut continuée très-longtemps, pilules, liqueur de Van Swieten.

Depuis cette époque, à son dire, elle a eu des récidives incessantes. Depuis 2 ans est survenu un lupus syphilitique de la fesse droite ; d'énormes ulcérations ecthymateuses se disposant en formes circinées ont circonscrit un espace de peau rouge, dure, cicatricielle, et l'on voit se renouveler cette exudation avec une persistance incroyable. Aujourd'hui, depuis quelques jours ont reparu d'énormes croûtes rondes, verdâtres, rupioïdes, et cela malgré l'iodure. N'a jamais eu de plaques (ni au gosier) ni aux parties génitales.

CHAPITRE IV

SYPHILIS TRAITÉES PAR L'IODURE DE POTASSIUM.

Si parfois, en présence d'une infériorité numérique marquée d'une de nos séries, nous nous sommes demandé avec perplexité s'il fallait la rapporter aux bons effets de la thérapeutique ou à la rareté des cas dans lesquels on y a recours, pareille hésitation s'impose à notre esprit avec plus de force encore aujourd'hui. Nous ne comptons que 7 véroles exclusivement traitées pendant leurs deux premières périodes par l'iodure de potassium : 2 *ab initio*, 5 *a secundariis*. On ne s'attend pas à nous voir discuter les résultats d'une aussi pauvre série ; nous les énoncerons en deux mots, et demanderons à de nouvelles recherches les éléments d'une appréciation plus motivée.

a. L'iodure de potassium administré à l'exclusion de tout autre spécifique, dès la période du chancre, retarde considérablement les accidents tertiaires (moyenne de 2 cas : 23 ans).

b. Les cas dans lesquels l'iodure a dû combattre les accidents secondaires se rapportent presque tous à des syphilis devenues précocement tertiaires. *Non cum hoc propter hoc,* sans doute ; la syphilis se montrait grave, on a eu recours à l'iodure ; telle est la signification logique de ces faits, sur lesquels il serait oiseux d'insister.

c. Un mot encore cependant : pas plus dans cette catégorie que dans notre première (celle des syphilis naturelles), nous ne comptons d'affection nerveuse. C'est là une précieuse confirmation des griefs que nous avons formulés contre l'hydrargyre.

NUMÉROS.	NOMS DES AUTEURS.	NOMS & PROFESSIONS DES MALADES.	SEXE.	AGE.	TEMPÉRAMENT. HYGIÈNE.	CHANCRE INITIAL. DATE. TRAITEMENT.	ACCIDENTS SECONDAIRES. DATE. — NATURE. — TRAITEMENT.	ACCIDENTS TERTIAIRES. DATE D'APPARITION. — NATURE.
				ans				
1	Petsonnelle 6	C. H.	H.	45	»	A 18 ans. Iodure potassium pendant 4 ou 5 mois	Eruption généralisée, 5 ans après le chancre.	18 ans après le chancre, psoriasis palmaire. Iodure de potassium. 4 enfants bien portants.
2	Id. 15	Jean-P. B., journalier, soldat autrefois.	H.	51	»	A 33 ans, chancre à la verge. Iodure potassium pendant 1 mois.	3 semaines après, guérison. — Eruption généralisée maculeuse, non squameuse, sans plaques muqueuses. Durant 3 semaines, pas de traitement.	28 ans après le chancre, gomme du frontal influencée et guérie par l'iodure de potassium.
3	D. Mollière. 9	Julien M., tailleur de pierres.	H.	33	Bonne santé antérieure.	En novembre 72, chancre au fourreau. Pas de traitement général. Durée 2 mois.	2 mois après, éruption sur le dos assez confluente. Iodure de potassium.	1 mois 1/2 après, petites ulcérations (jambes et bras) s'accroissant assez rapidement. Idem cuisses. Iodure de potassium.
4	Pers[le] 61	Claudine N., prostituée.	F.	25	»	Inaperçu.	Il y a 6 mois, maux de gorge, enrouement, aphonie. Douleurs le long des membres. Iodure de potassium.	Presqu'en même temps que les secondaires, exostoses du tibia. Tumeurs gommeuses du front.
5	Giorgini. 8	Mach. J.	H.	25	Bonne constitution. Bilieux.	Chancre en janvier 1868. Pas de traitement général.	1 mois après, symptômes de syphilis tertiaire précoce. Douleurs ostéocopes. Iodure de potassium.	Ostéopériostite. Ulcérations de la gorge (légères). Iodure de potassium.
6	Ricordi. 2	A. N.	H.	50	Constitution très-bonne. Sanguin.	Chancre il a 2 ans. (Novembre 1871). Traitement local.	Syphilide papuleuse. Iritis droite, en mars 1872. Iodure de potassium (haute dose).	Périostite plastique. Tibia à gauche. Ulcération tuberculeuse à la tête, en novembre 1873.
7	Pers[le]	C. Antoine.	H.	43	Très - fort, très-robuste.	Méconnu.	En été 1873, prend mal à la gorge, souffre en même temps de plaques muqueuses au scrotum. Prend de l'iodure de potassium.	3 ou 4 mois après le début des accidents, parut un ecthyma profond des jambes. Il est encore à Saint-Louis aujourd'hui pour cette affection.

OBSERVATION 2. — *Chancre contracté en 1845. Traitement par l'iodure de potassium. 28 ans après.* (Service de M. le professeur Desgranges; observation recueillie par M. Peillon.)

J.-P. B..., journalier, né à Saint-Jean-de-Moirans, demeurant à Irigny, âgé de 51 ans, entré le 4 septembre 1873 dans la salle Sainte-Anne.

Père rhumatisant, rien du côté de la mère, frères et sœurs en bonne santé.

A l'âge de 12 ans, affection fébrile de longue durée; pas d'antécédents scrofuleux, pas de rhumatismes.

En 1845, en Afrique, diarrhée ayant duré 3 mois.

8 mois après environ (1845), il contracte un chancre dans une maison publique. Apparition du chancre sur le prépuce après 8 jours d'incubation; dès qu'il le voit, il se rend à l'hôpital. Traitement local insignifiant et *général à l'iodure de potassium*, qui fut continué pendant 1 mois.

3 semaines après la guérison du chancre et la cessation de l'iodure, apparition d'une éruption généralisée, discrète, éléments rouges, maculeux, dit le malade; pas de squames. Elle dure 3 semaines; il ne se rappelle pas avoir eu mal au gosier, ni à l'anus, ni au scrotum; aucun traitement ni local, ni général.

Pas de troubles généraux; alopécie.

Un an après, traumatisme, chute de 1 mètre de hauteur, vaste plaie de la jambe qui ne demanda pas moins de 6 mois pour sa cicatrisation.

Depuis cette époque, il ne se rappelle aucun affection, aucune plaie, aucun bouton, aucune douleur ou malaise pouvant se rapporter à une affection générale.

Il y a 6 mois (28 ans après le chancre), il vit survenir une tuméfaction à la partie médiane du frontal. Pas de souffrance, mais lourdeurs lorsqu'il baissait la tête dans l'exercice de sa profession de jardinier. La tuméfaction augmenta, au point d'arriver en 5 mois au volume d'une grosse noix. Pas de douleurs.

Il entre dans le service où l'on constate une tuméfaction hémisphérique à bords saillants et durs, formant bourrelet au niveau de l'os ; le centre est mou et très-fluctuant. Pas de changement de couleur à la peau. Aucune lésion du voisinage. Pas de ganglions. Soumis au traitement suivant : iodure à l'intérieur, emplâtre de Vigo sur la tumeur ; amélioration rapide, et bientôt guérison complète.

OBSERVATION 3. — *Chancre traité par l'iodure de potassium, accidents tertiaires des plus bénins.* (Communiquée par M. Daniel Mollière.)

Julien M..., né à Montriond (Haute-Savoie), sans domicile fixe, tailleur de pierre, âgé de 33 ans, entré le 9 juillet 1879, dans la salle Saint-Sacerdos. Bonne santé antérieure. Au mois de novembre dernier, un mois et demi après le dernier coït, le malade prit un chancre sur le dos de la verge, à très-peu de distance du pubis. Ce chancre était à peu près large comme une pièce de un franc. Ses bords étaient sinueux, entourés d'une auréole violacée. Le fond du chancre était grisâtre, et donnait issue à de la suppuration, en petite quantité, il est vrai. Il ne paraissait y avoir aucune tendance à la cicatrisation. A l'hôpital de Genève on ne le soumit alors à aucun traitement intérieur, mais on fit sur le chancre des applications d'eau phagédénique. On lui fit en même temps 5 *greffes* qui prirent en grande partie, et au bout de deux mois ce chancre disparut, pour faire place à une éruption de petits boutons blanchâtres qui ne tardèrent pas à devenir d'une couleur fauve, légèrement cuivrée, ne déterminant point de prurit. Cette éruption se remarquait surtout à la région dorsale, étant très-disséminée et en petite quantité sur le reste du corps. A ce moment le malade prit de l'*iodure de potassium*. Au bout d'un mois, ces boutons disparurent après s'être couverts d'une couche crustacée qui tomba, ne laissant sous elle qu'une petite cicatrice. Cependant aux bras et à la jambe gauche les boutons étaient réunis en petites masses qui se couvrirent d'une croûte mince qui s'ulcéra. Au bras gauche, sous l'influence du sublimé, une nouvelle croûte se forma et la cicatrisation fut obtenue. Les petites ulcérations de la jambe gauche paraissant guéries, ne furent pas traitées. Au bras droit, malgré l'application de calomel, les ulcérations continuèrent. Le malade prenait alors de l'iodure. Il sort à ce moment de l'hôpital de Genève, ayant en outre des plaques muqueuses au gosier. A la jambe gauche, les ulcérations qu'on croyait guéries prirent peu à peu la marche de celles du bras et se rouvrirent. A partir du mois de mars les choses restèrent à peu près dans le même état, jusqu'au mois de juillet où le malade entra à l'Hôtel-Dieu.

Actuellement, adénopathie du pli de l'aine. On voit sur le bras gauche les traces de cicatrices ayant une couleur rouge foncé, plus pâles au centre, entourées d'un bord plus sombre. A la face antérieure de la cuisse gauche la malade porte deux ulcères d'inégale étendue ; le plus petit, un peu oblique de haut en bas et de dehors en dedans, présente une forme allongée, peu large ; le plus grand se trouve un peu au-dessous et est plus long que large. Les deux ulcères sont rouges et sont entourés d'une épaisse croûte. Sous l'influence du pansement au nitrate d'argent et de l'iodure de potassium qu'on lui administre chaque jour à dose croissante, de 50 centigr. à 4 gram., ils diminuèrent notablement.

A la face postérieure et externe de l'avant-bras, on voit deux ulcères qui ont l'étendue d'une pièce de 50 centimes, comme à la cuisse, une longue cicatrice les sépare. Leur couleur est d'un rouge vif. Le pansement au nitrate d'argent les fait diminuer chaque jour.

Observation 4. — *Accidents syphilitiques traités par l'iodure de potassium. Exostoses.* (Service de M. Rambaud. Observation communiquée par M. Cordier, interne du service.)

Claudine N..., née à Rive-de-Gier, y demeurant, prostituée, âgée de 25 ans. Entrée le 19 novembre 1872 dans la salle Saint-Roch.

L'accident primitif a passé complètement inaperçu. La maladie s'est déclarée depuis 2 ans.

Grossesse il y a 4 ans : enfant bien portant, mort à 2 ans.

Il y a un an environ, alors qu'elle habitait Grenoble, elle fut atteinte déjà d'accidents vénériens qu'elle ne peut préciser avec soin. Il y a 6 mois, maux de gorge, enrouement de la voix allant presque jusqu'à l'aphonie. A cette époque *elle prit de l'iodure de potassium ;* ce traitement ne fut pas régulièrement suivi.

Depuis longtemps très-malade, dans les membres inférieurs, éprouvant des douleurs vives qui empêchaient le sommeil pendant la nuit. Ces douleurs continuaient depuis 8 mois, et c'est depuis cette époque aussi que se seraient manifestées presque subitement les exostoses des tibias.

Actuellement la malade accuse ces mêmes douleurs ostéocopes dans les membres inférieurs quand la chaleur du lit est plus vive, douleurs péri-articulaires, céphalalgie vive.

L'examen montre sur les deux tibias des exostoses douloureuses ; à gauche, l'une siège à la partie moyenne du tibia, elle est liée à la périphérie où elle se confond insensiblement avec le tibia, mais au centre il existe une petite saillie très-marquée ; à droite, l'exostose plus volumineuse, mais aussi plus lisse, existe sur la surface interne toujours à la partie moyenne. La pression même légère arrache des cris. Exostose sur la face postérieure et supérieure du cubitus. A la partie externe du front et sur l'occipital, exostose multiple. Sur la partie moyenne du front à l'origine des cheveux, petite tumeur assez indolente de la grosseur d'une noisette et un peu fluctuante.

La peau est décolorée. Les cheveux sont clair-semés. Ils sont tombés dès le début des douleurs et même avant, c'est-à-dire il y a un an. Ganglions nombreux et assez volumineux dans la région occipitale, la région sous maxillaire dans le pli inguino-crural. Pas de ganglions épithrocléens. Maigreur extérieure, cachexie assez avancée. Liqueur de Van Swieten.

23 novembre. Les douleurs persistent toujours aussi vives. 1 gramme d'iodure de potassium.

1er décembre. — Les douleurs ont sensiblement diminué. Le sommeil est possible.

6 décembre. — Les douleurs ont disparu. L'exostose du front a disparu en partie, celles du tibia ont diminué ; la tumeur gommeuse du front est plus petite, elle est moins fluctuante. L'appétit a reparu. *Il est dévorant.* Les selles sont normales

23 décembre. — La tumeur gommeuse du front a complètement disparu, on sent que cette gomme était développée aux dépens de l'os frontal, car en-dessous on trouve un bourrelet circulaire et au centre une dépression. Les douleurs de la cuisse persistent, mais celles des tibias disparaissent et les exostoses disparaissent également.

26 décembre. — La malade accuse depuis 3 jours une douleur assez vive survenue dans le pli inguinal droit. On constate un ganglion d'un volume d'œuf de pigeon à direction transversale, superficiel, mobile, très-douloureux à la pression non fluctuante. Il n'y a rien du côté des organes génitaux. Pas de fluctuation. (Vésicatoire sur le ganglion.)

1er janvier. — La même douleur ganglionnaire a diminué. Le ganglion est mou, volumineux, non douloureux à la pression, les douleurs sont moins pénibles dans les membres. L'état général tout entier est manifestement amélioré.

6 janvier. — Tous les accidents ont disparu.

La malade est complétement guérie.

L'embonpoint a reparu.

La malade depuis la médication par l'iodure de potassium mangeait littéralement comme quatre.

CONCLUSION

Arrivé au terme de cette étude, pouvons-nous en tirer une conclusion générale? Nous allons essayer de le faire en reprenant et en groupant avec leurs congénères chacun de nos résultats particuliers.

1° *Nombre.* — Relativement au nombre des sujets qu'elles contiennent, nos séries se présentent dans l'ordre suivant :

1°	Syphilis	hydrargyrisées *ab initio*.....	47
2°	—	naturelles..................	59
3°	—	hydrargyrisées *a secundariis*.	112

Les syphilitiques mercurialisés a secundariis *constituent donc la grande majorité des tertiaires, qui se rencontrent soit dans les hôpitaux, soit dans la clientèle;* viennent ensuite par ordre de fréquence : les syphilis naturelles, puis celles qui ont été traitées *ab initio* par le spécifique.

2° *Durée.* — Nous retrouvons le même ordre s'il s'agit de marquer l'allure, le degré de rapidité de la vérole ; l'intervalle entre les deux périodes extrêmes :

1°	Syphilis	hydrargyrisées *ab initio*....	7 ans.
2°	—	naturelles.................	4 —
3°	—	hydrargyrisées *a secundariis*	3 —

Et la répartition des sujets dans les trois périodes que nous avons établies nous dicte le tableau suivant :

	Période tardive.	Moyenne.	Précoce.
Syphilis hydrargyrisées *ab initio*....	29	21	49
— naturelles................	17	15	67
— hydrargyrisées *a secundariis*	8	10	81

La syphilis soumise d'emblée au mercure est donc celle qui évolue le plus lentement; vient ensuite la syphilis naturelle, puis la syphilis mercurialisée dès les secondaires.

3° *Nature des affections.* — Dans ce tableau, qui la représente, les proportions sont rapportées à 100 :

	Gommes cutanees ou muqueuses.	Affections. osseuses.	Affections testiculaires.	Affections nerveuses.
Hydrargyrisées *ab initio*.	51	21	14	12
Naturelles.............	67	28	3	1
Hydragyrisées *a secundariis*	48	25	11	15

Les syphilis naturelles se font remarquer par la faible proportion d'accidents tertiaires, testiculaires et nerveux; il est impossible, en face de ces chiffres, de ne pas être tenté d'écrire : *Les lésions tertiaires du testicule et du système nerveux sont l'apanage presque exclusif du traitement hydrargyrique. Elles se rencontrent avec la même fréquence dans les deux conditions, suivant lesquelles ce traitement est administré.*

Quel que soit le traitement infligé à un vérole, les affections gommeuses des téguments en premier lieu, les lésions osseuses en second, constituent la grande majorité de celles auxquelles le tertiarisme les expose.

4° *Gravité de ces affections.* — Qu'on en juge par ce résumé :

	Période tardive.	Moyenne.	Précoce.
Syphilis hydrargyrisées *ab initio*............	De gravité moyenne.	Grave.	Grave.
Syphilis naturelles.....	Moyenne.	Bénigne.	Grave.
Syphilis hydrargyrisées *a secundariis*.........	Grave.	Grave.	Grave.

C'est toujours la même série qui se montre sous le plus fâcheux aspect. Nous avons, dans le cours de ce travail, justifié le jugement sévère porté sur ces trois étapes ; nous n'y reviendrons pas. Ces syphilis naturelles ont, nous l'avons démontré, comme un temps de repos après les quatre premières années ; c'est cette période que nous appelons bénigne. Les mercurialisées d'emblée voient au contraire, grâce au spécifique, les affections de leur première période se prolonger jusqu'au début de la troisième et se compliquer d'accidents nerveux redoutables.

Si nous avions à ranger d'une façon générale nos trois séries par ordre de bénignité, nous adopterions l'ordre suivant : 1° Syphilis naturelles ; 2° Syphilis mercurialisées d'emblée ; 3° Syphilis mercurialisées secondairement.

TABLE

Lyon. — Imprimerie X. JEVAIN, rue Sala, 42 et 44.

Imprimerie X. JEVAIN, rue Sala 42 et 44, Lyon.

www.ingramcontent.com/pod-product-compliance
Ingram Content Group UK Ltd.
Pitfield, Milton Keynes, MK11 3LW, UK
UKHW022109190726
13855UKWH00002B/743